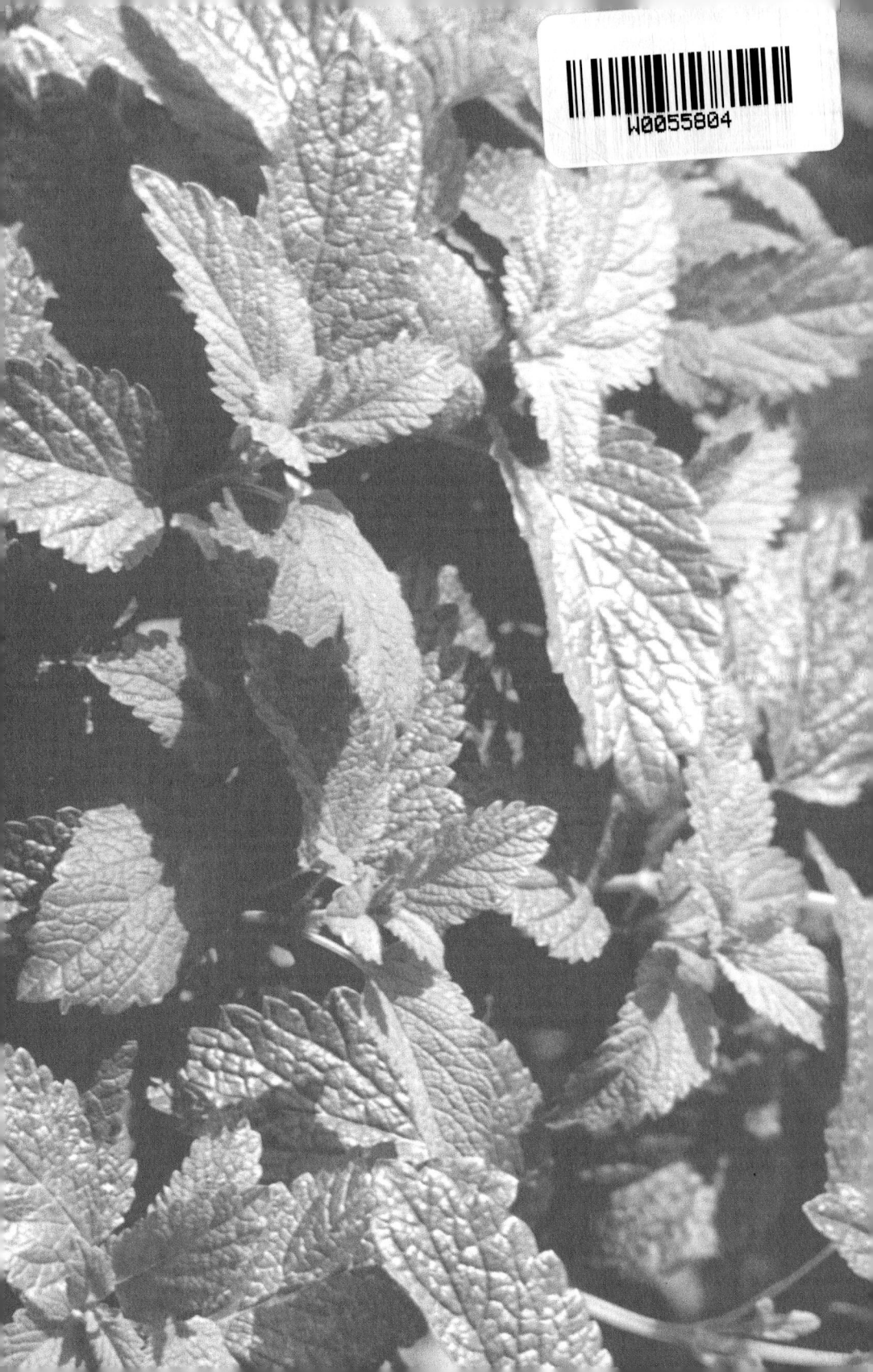

Altbewährte Naturheilmittel

aus der Bircher-Benner-Klinik

Margaretha Kempf-Luysterburg

Altbewährte Naturheilmittel aus der Bircher-Benner-Klinik

Kräuter – Bäder – Wickel

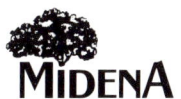

MIDENA

Die Deutsche Bibliothek – CIP-Einheitsaufnahme

Kempf-Luysterburg, Margaretha:
Altbewährte Naturheilmittel aus der Bircher-Benner-Klinik:
Kräuter – Bäder – Wickel / Margaretha Kempf-Luysterburg. -
Küttigen/Aarau: Midena-Verl.; Augsburg: Weltbild-Verl., 1996
  (Ganzheitlich heilen)
  ISBN 3-310-00224-1

Alleinvertrieb für Deutschland:
WELTBILD VERLAG GmbH
Steinerne Furt 68-70, 86167 Augsburg

© 1995 – MIDENA VERLAG GmbH
CH-5024 KÜTTIGEN/AARAU

Konzept und Gestaltung: Michael Wetter, Zürich
Gestaltung Umschlag: Bruno Castellani / Dora Hirter
Lithos: Schweingruber & Spörri AG, Zürich
Herstellung: Druckerei Uhl, Radolfzell

ISBN 3-310-00224-1

Inhalt

Gesund bleiben oder gesund werden –
die Naturheilkunde bietet eine große Vielfalt
an altbewährten Heilmethoden.

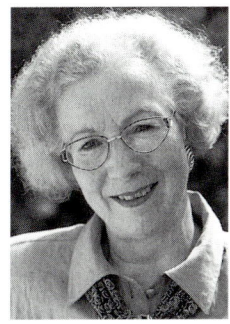

Unsere Vorfahren haben sehr wohl gewußt mit Krankheiten umzugehen, sie gar zu vermeiden. Leider gingen viele medizinische Traditionen verloren. Einige aber erfreuen sich heute wieder steigender Beliebtheit, auch bei den Schulmedizinern. Als im 19. Jahrhundert der Siegeszug der chemisch-technischen Medizin begann, glaubte man, an der Schwelle eines goldenen Zeitalters zu stehen, in dem sich die Menschen frei von Krankheiten und Gebrechen bis ins hohe Alter ihres Lebens erfreuen können. Gewiß, man hat inzwischen dank der Sulfonamide und Antibiotika viele Infektionskrankheiten in den Griff bekommen. Auch kann man dank perfekten Hilfsmitteln differenzierte chirurgische Eingriffe vornehmen. Richtig ist auch, daß man sehr viel mehr über Krankheitsursachen und Krankheitsabläufe weiß. Ist die Menschheit deshalb aber insgesamt gesünder geworden?

Welche Maßnahmen Sie im einzelnen ergreifen können, um gesund zu bleiben, hängt von Ihren individuellen Gegebenheiten und Bedürfnissen ab. Die Naturheilkunde bietet mit ihren Heilmethoden, die auf jahrzehntelanger Erfahrung basieren, dafür das beste Rüstzeug.

Margaretha Kempf-Luysterburg

11

Vorwort

Dr. Klaus Mohr

Von Pflanzen mit heilender Wirkung geht noch immer eine große Faszination auf bewußt lebende Menschen aus.

Wir stehen am Ende eines Jahrhunderts. Es ist geprägt von Industrie und Technik und den damit verbundenen Beschädigungen der ökologischen Systeme. Gleichzeitig gelang es der modernen Medizin, mit Hilfe der Technik und synthetischer Mittel großartige Erfolge zu erzielen.

Jedoch wird die Störung der grundlegenden Gesundheit infolge unnatürlich belastender Einflüsse aus der industriebestimmten Zivilisation immer deutlicher erkennbar. Konventionell ist der Versuch, die industriell bedingten Gesundheitsschäden mittels Einsatz vermehrter industrialisierter Medizin zu bekämpfen. Vergleichsweise problematisch wäre der Versuch, glimmende Feuerherde durch Übergießen mit Öl zu löschen. Die absolut ungelöste Dauerkrise in den Krankenversicherungssystemen der Industriestaaten zeigt die prinzipielle Problematik: Körperliche und seelische Gesundheit ist mit einem größeren Aufwand an Technik, Geld und synthetischen Mitteln nicht zurückzugewinnen oder neu zu beschaffen. Ihre absolute Berechtigung und Notwendigkeit findet die moderne Medizin hingegen in der Behandlung angeborener, fortgeschrittener und akut lebensbedrohlicher Krankheiten.

Inzwischen haben wir gelernt: Bekämpfung von Krankheit ist nicht automatisch gleichbedeutend mit dem Aufbau von Gesundheit. So entsteht eine klare, möglichst partnerschaftliche Arbeitsteilung zwischen der modernen Medizin (zur anerkannt wichtigen und bewundernswert effektiven Krankheitsbehandlung) und der klassischen Naturheilkunde (zur Gesundheitsförderung).

Das vorliegende Buch ist ausgerichtet auf die Förderung von Gesundheit und die Bewältigung alltäglicher Gesundheitsstörungen mit bekannten Naturheilmitteln. In die folgenden Seiten sind Erfahrungen aus der Heiltradition der legendären Bircher-Benner-Klinik eingeflossen, mit vorsichtiger Öffnung gegenüber neueren Ansätzen: als Anregung zu tiefergründendem Aufbau von Gesundheit mit einfachen, natürlichen Mitteln.

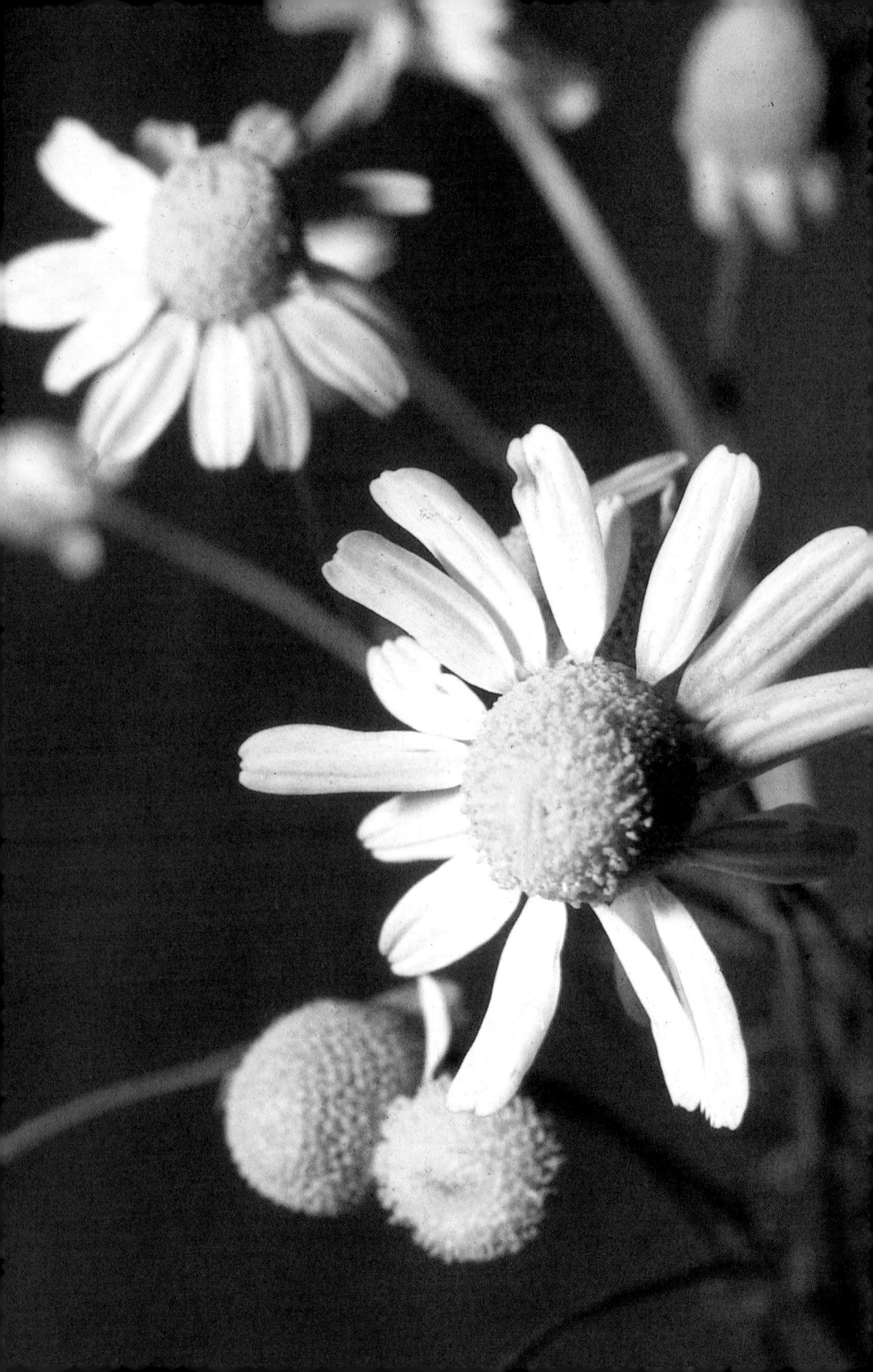

Die Kraft der Heilpflanzen

Wissenswertes über die Eigenschaften und Wirkungen von pflanzlichen Heilmitteln

«Es gibt eine Kraft aus der
Ewigkeit, und diese Kraft ist grün.»
Hildegard von Bingen

Phytotherapie, die Anwendung pflanzlicher Heilmittel, steht im Zentrum der ganzheitlichen Naturheilkunde.

Pflanzenheilkunde: Naturmedizin mit Tradition

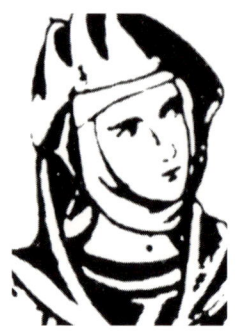

Hildegard von Bingen, 1098–1179
Äbtissin, Visionärin und berühmte Heilkundige, wird heute oft als «erste deutsche Naturärztin» bezeichnet. Sie hat ihrer Nachwelt einen unermeßlichen Schatz an Wissen und Erkenntnissen auch in der Pflanzenheilkunde hinterlassen.

Die Wurzeln der gesamten medizinischen Heilkunst liegen in der Pflanzenheilkunde. Als ältestes Heilverfahren der Menschheitsgeschichte umfaßt sie alle Arzneipflanzen, von den stark wirksamen wie Digitalis oder Belladonna bis hin zu den schwach wirksamen wie Kamille oder Pfefferminze.

In der abendländischen Medizin sind bis heute ca. 3000 Heilpflanzen bekannt, von denen rund 500 für Arzneien genutzt werden. Nahezu 40 Prozent aller Medikamente, die im Arzneibuch verzeichnet sind, stammen aus Pflanzen. Zu den Heilpflanzen zählen viele Kräuter, aber auch bestimmte Bäume und Sträucher, Früchte, Knollengewächse usw. Sie können auf verschiedene Art und Weise für medizinische Zwecke genutzt werden.

Die traditionelle Pflanzenheilkunde verwendet die ganze Pflanze oder bestimmte Pflanzenteile. Sie werden auf unterschiedliche Art auf- und zubereitet, kombiniert und vermischt.

Jedes Heilkraut steckt voller natürlicher Chemikalien, die Heilkundige zu nutzen wissen. Denn mit all ihren Inhalts- und Wirkstoffen ist jede Pflanze ein «biochemisches Laboratorium». Die Pflanzenheilmittel entfalten ihre Wirkung auf ganz verschiedenen Wegen. Wirksubstanzen und Zusammensetzung von Pflanzen sowie ihre Wirkungsmechanismen im menschlichen Körper zu entschlüsseln, ist auch heute noch eine große Herausforderung, der sich Wissenschaftler weltweit stellen.

Die Behandlung mit Heilpflanzen ist eine sanfte Medizin mit Tiefenwirkung. Sie behandelt den Ursprung der Krankheit und nicht ihre äußere Erscheinung, stellt also keine Symptombekämpfung dar. Sie stärkt dabei die Abwehrkräfte des Körpers. Bei Einhaltung der empfohlenen Dosierung treten keine Nebenwirkungen auf. Die im folgenden Kapitel aufgelisteten Inhaltsstoffe von Heilpflanzen wurden auf ihre Wirkungsweise hin wissenschaftlich geprüft.

Dr. Rudolf Fritz Weiss, Autor eines prominenten Lehrbuches der Phytotherapie, hat eine klare Unterscheidung getroffen zwischen den mild wirksamen Arzneipflanzen und den starken, zum Teil sehr giftigen Pflanzen. Aus ersteren werden «Mite»-Präparate hergestellt, die jedermann zugänglich sein sollen und dürfen, wogegen die Verschreibung der «Forte»-Phytotherapeutika ausschließlich dem Arzt zustehen sollte. Die «Mite»-Pflanzen können bei der Langzeitbehandlung von chronischen Leiden, zur Vorbeugung von Krankheiten (Phytoprävention) und bei der Selbstbehandlung von einfachen Beschwerden helfen. Die Behandlung mit Heilpflanzen in richtiger Dosierung ist wichtig.

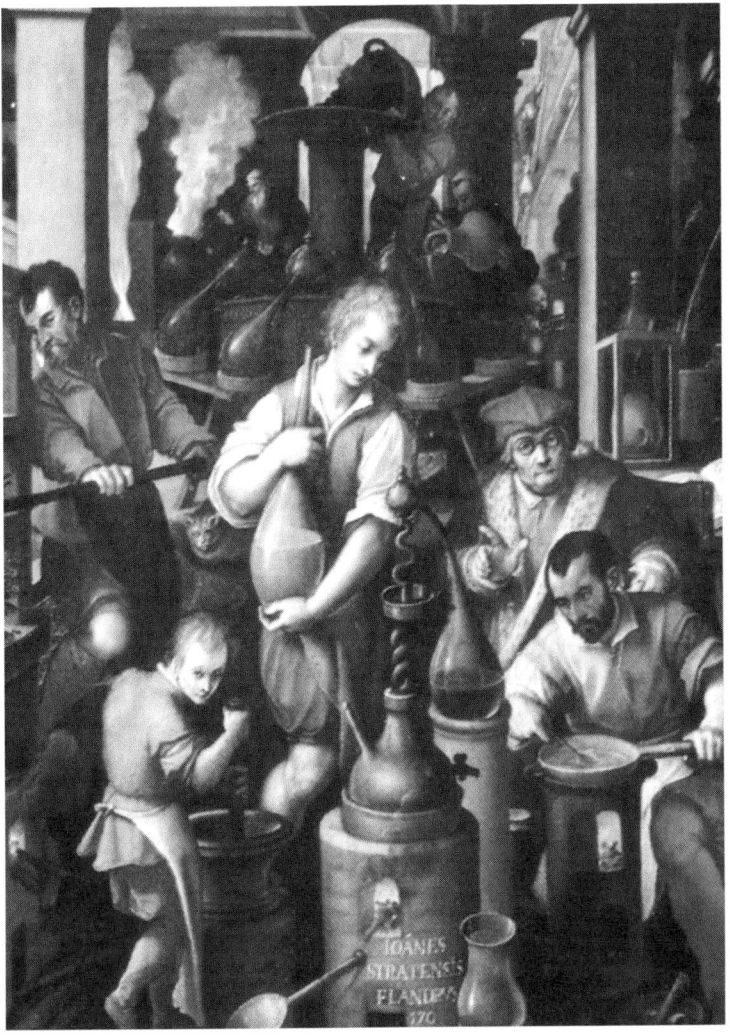

Alchemielabor des Francesco dei Medici; Ölgemälde von Stradanus, 1570
Viele Erkenntnisse der Medizin verdanken wir der arabischen Kultur. Die Alchemie – in Europa lange nur argwöhnisch betrachtet als Zauberei und Betrug – war der Zweig der Heilkunst, aus der sich die heutige Pharmazie entwickelte.

Pflanzenwirkstoffe und ihre Eigenschaften

Ätherische Öle

Ätherische Öle sind überwiegend flüssige Pflanzenstoffe mit spezifischen Düften, die sich schon bei Zimmertemperatur oder durch Zerreiben der Pflanzenteile verflüchtigen. Sie haben bei jeder einzelnen Pflanzenart eine charakteristische Zusammensetzung. Ihre Wirkung läßt sich grob in folgende Gruppen aufteilen:

- Antibakterielle Wirkung, z. B. Fenchelöl.
- Hautreizende Wirkung durch Steigerung der Durchblutung und Erwärmung der Haut, z. B. Rosmarinöl.
- Auswurffördernde Wirkung, z. B. Anisöl.
- Appetitanregende Wirkung, z. B. Öle der Gewürze Majoran und Koriander.
- Wirkung auf Leber und Galle, z. B. Pfefferminzöl. Die Produktion von Gallenflüssigkeit in der Leber wird gesteigert und die Entleerung der Gallenblase gefördert.
- Blähungshemmende Wirkung, z. B. Fenchelöl.
- Harntreibende Wirkung, z. B. Wacholderöl. Durch Reizung des Nierengewebes wird die Durchblutung gesteigert und die Harnproduktion gefördert. Solche Heilpflanzen dürfen keinesfalls bei Nierenentzündungen angewendet werden.
- Entzündungshemmende Wirkung, z. B. Kamillenöl.

Bitterstoffe

Bitterstoffe, auch Amara genannt, sind in zahlreichen Pflanzen in hoher Konzentration enthalten, z. B. in Enzian, Wermut, Tausendgüldenkraut und Löwenzahn. Bitterstoffhaltige Pflanzen gelten als Heilmittel für den Magen.

Sie regen die Absonderung der Magensäfte an, fördern die Magenperistaltik und steigern die Schleimhautdurchblutung der Verdauungsorgane. Sie wirken appetit- und magenanregend sowie verdauungsfördernd. Bitterstoffe verhindern ein Völlegefühl und machen schwerverdauliche Speisen verträglicher.

Tee aus Bitterstoffdrogen ist langsam und schluckweise zu trinken.

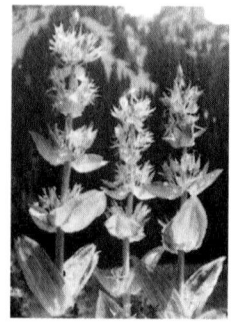

Gelber Enzian (Gentiana lutea)
Erst nach 10 bis 15 Jahren zeigt der Gelbe Enzian seine leuchtenden Blüten. Mit bis zu 50 Jahren erreicht er ein biblisches Pflanzenalter. Da der Gelbe Enzian unter Naturschutz steht, darf diese beliebte Pflanze nicht mehr gesammelt werden.

Gerbstoffe

Gerbstoffe sind in Rinden und Wurzeln enthalten, z.B. in Eichenrinde und Tormentilwurzel. Sie wirken bei entzündeten Schleimhäuten. Die entzündungshemmende Wirkung erfolgt durch Abdichtung und Verfestigung der oberen Zellschichten. Dadurch können Schadstoffe nicht mehr in die Schleimhäute eindringen, und Bakterien werden durch das Ausfällen des Gerbstoffeiweißes abgetötet. Gerbstoffhaltige Heilpflanzen werden bei Rachen- und Mundschleimhautentzündungen sowie bei Durchfallerkrankungen und nässenden Hautausschlägen angewendet.

Schleimstoffe

Werden schleimhaltige Heilpflanzen, z.B. Eibisch, Huflattich oder Spitzwegerich, in kaltem oder warmem Wasser aufgelöst, entsteht ein dickflüssiger, zäher Schleim, der bei Entzündungen und Verletzungen angewendet wird. Schleimstoffe werden vom Körper nicht aufgenommen; sie bilden über der erkrankten Stelle eine Schutzschicht. Angewendet werden sie bei Schleimhautentzündungen der oberen Luftwege.

Alkaloide

Alkaloide gehören zu den stärksten Giften, die in Heilpflanzen vorkommen. Es handelt sich dabei um organische Basen, d.h. um Abfallprodukte des Pflanzenstoffwechsels. Die wichtigsten Alkaloide sind das Morphin des Schlafmohns, das Atropin der Tollkirsche, das Colchicin der Herbstzeitlose, das Chinin der Chinarinde und das Aconitum des Eisenhuts. Schwächere Alkaloide sind Nikotin und Coffein.

Klatschmohn (Papaver rhoeas)
In der Schulmedizin kommt nur der Schlafmohn (Papaver somniferum) zur Anwendung.
In der Volksmedizin dagegen wird auch der Klatschmohn als Tee oder Sirup gegen Husten und andere Brustleiden empfohlen.

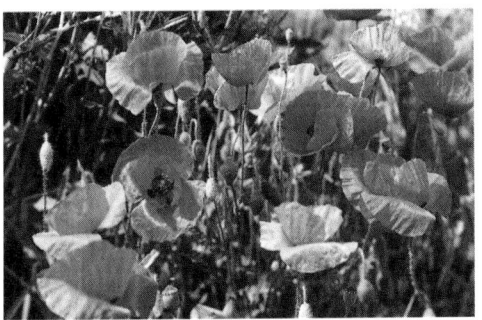

Glykoside

Glykoside sind stark wirksame Substanzen, z. B. das Digitalisglykosid des roten Fingerhuts, das als bewährtes Herzmittel eingesetzt wird. Drogen und Arzneimittel, deren Hauptwirkstoffe Glykoside sind, verfügen über sehr unterschiedliche Wirkungen. Sie werden bei Herzinsuffizienz und Kreislaufstörungen angewendet. Stark glykosidhaltige Heilmittel sind rezeptpflichtig. Anwendung und Dosierung müssen vom Arzt bestimmt werden.

Flavonide

Flavonide sind vitaminähnliche Wirkstoffe und Träger von Farbpigmenten in der Pflanze. Birkenblätter wirken harntreibend, Weißdorn herzstärkend, Mariendistel schützt die Leber, Lindenblüten sind schweißtreibend.

Kieselsäure

Kieselsäure ist für das Stützgerüst des Bindegewebes im Körper wichtig. Sie wirkt gewebefestigend und blutreinigend und ist z. B. in Brennessel und Zinnkraut enthalten.

Kieselsäure (H_xSiO_x)
Kieselsäure ist die wasserhaltige Form der Sauerstoffverbindung des Siliciums. Siliciumdioxid kommt in der Natur als Quarz und Bergkristall vor. Kieselsäuren sind äußerst schwache Säuren. Wir finden sie in vielen Pflanzen und im menschlichen Gewebe.

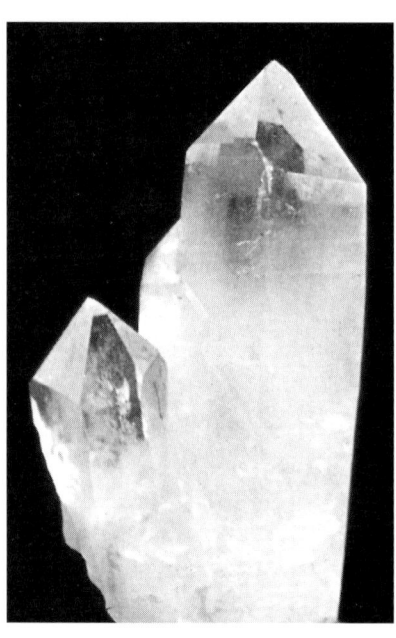

Mineralstoffe

Neben Kieselsäure enthalten Pflanzen auch andere Mineralien in Form von Salzen, die dem menschlichen Körper wichtige Aufbaustoffe zuführen, z. B. Calciumsalze. Sie erhöhen die Widerstandsfähigkeit gegen Infektionskrankheiten und sind außerdem wichtig für den Knochenaufbau. Calciummangel kann nicht mit Kräutern behoben werden. Dazu eignen sich frische Gemüsesäfte und Rohkost von Wurzelgemüsen.

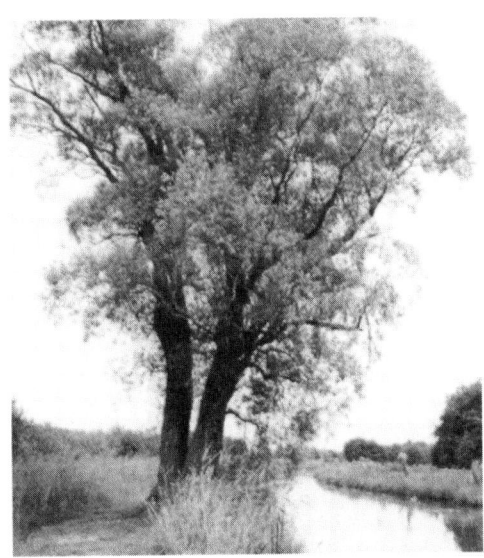

Silberweide (Salix alba)
Weidenrinde enthält Salizylsäure. Schon im Altertum war die schmerzlindernde Wirkung eines Saftes aus Weidenrinde bekannt. Noch im Mittelalter kochten Kräuterfrauen die Weidenrinde auf und gaben das bittere Gebräu ihren schmerzgeplagten Patienten – bis das Entrinden der Weiden unter hohe Strafe gestellt wurde: Die Weiden wurden von der Korbindustrie benötigt. So geriet das Naturheilmittel bis in napoleonische Zeiten in Vergessenheit.

Salizylsäure

Es gibt eine Reihe von Heilpflanzen, die eine Vorstufe der Salizylsäure, das Salicin, enthalten. Im Organismus wird Salicin teilweise in Salizylsäure umgewandelt und wirkt schmerzstillend, antibakteriell und entzündungshemmend. Die Bezeichnung «Salizylsäure» wurde vom lateinischen Namen der Weide, «Salix», abgeleitet.

Andere organische Säuren

Neben Salizylsäure gibt es andere organische Säuren, die in Pflanzenteilen vorkommen. Da sie meistens in Früchten enthalten sind, werden sie häufig als Fruchtsäuren bezeichnet.

21

Je nach Beschaffenheit fördern organische Säuren die Nieren- und Darmausscheidung und beleben ganz allgemein den Stoffwechsel.

Saponine

Saponine sind eine Gruppe von Stoffen, die chemisch noch nicht eindeutig definiert sind. Der Name «Saponin» bedeutet Seife. Werden Saponine gekocht, beginnen sie stark zu schäumen. Obwohl Saponine mit Seife nichts zu tun haben, besitzen sie ebenfalls eine gute Reinigungswirkung. Pflanzen mit hohem Saponingehalt werden häufig wegen ihrer reinigenden und schäumenden Wirkung in der Kosmetik angewendet. Sie sind Bestandteil vieler Haut- und Haarreinigungsmittel sowie vieler Zahnpasten.

Farbstoffe

Farbstoffe haben unterschiedliche Funktionen.
- **Gelb** gilt als Vitaminträger, z. B. in hellgelben Blüten.
- **Orange** kann im Körper entweder zu Vitamin A umgewandelt werden oder die Haut bräunlich färben, z. B. in der Ringelblume oder Paprikaschote.
- **Rot** wirkt auf die Gefäße und soll die Sauerstoffaufnahme fördern, z. B. in der roten Beete oder in roten Beeren.
- **Blau** ist blutwirksam, z. B. im Holunder, in Weintrauben oder in Preiselbeeren.
- **Grün** ist wichtig für die Sauerstoffaufnahme im menschlichen Körper, z. B. Chlorophyll.

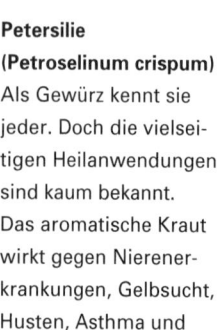

Petersilie
(Petroselinum crispum)
Als Gewürz kennt sie jeder. Doch die vielseitigen Heilanwendungen sind kaum bekannt. Das aromatische Kraut wirkt gegen Nierenerkrankungen, Gelbsucht, Husten, Asthma und sogar gegen Kopfläuse.

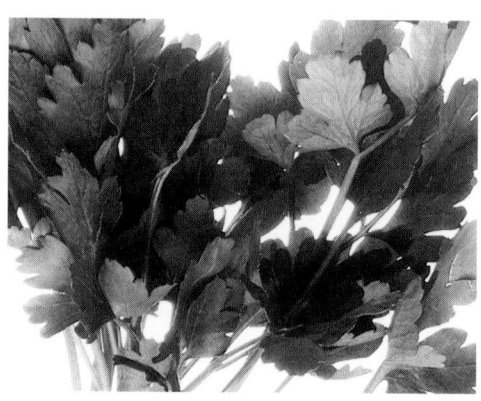

Heilpflanzen entfalten ihre Wirkung in vielerlei Formen.

Verabreichungsformen

Es gibt viele Möglichkeiten, Wirkstoffe aufzunehmen. Die Bandbreite reicht vom einfachen Kauen frischer oder getrockneter Blätter, Beeren oder Wurzeln bis zur Einnahme konzentrierter Pflanzenextrakte in Form von Tropfen oder Dragees mit einer standardisierten, meßbaren Wirkung.

Kauen frischer oder getrockneter Pflanzenteile
Beim Kauen von Kräutern und Gewürzen vermengt sich der Speichel mit den zerkleinerten Teilchen und löst bestimmte Substanzen, die teilweise durch die Mundschleimhaut resorbiert werden.

Kräutertabletten
Tabletten bestehen aus gepreßtem Kräuterpulver und lassen sich einfach dosieren. Sie werden mit Wasser eingenommen. Die Verdauungssäfte im Magen und Darm lösen die Wirkstoffe.

Frischpflanzensäfte
Frischpflanzensäfte enthalten Wirkstoffe in flüssiger Form. Sie eignen sich für gezielte Kuren.

Ansätze mit Wein, Alkohol oder Öl
Diese seit Jahrhunderten bekannten Zubereitungen sind heute noch beliebt und lassen sich auch im «Eigenverfahren» herstellen. Man gibt getrocknete oder frische Pflanzenteile in eine bestimmte Menge Flüssigkeit, läßt sie einige Tage oder Wochen stehen und filtriert dann ab. Dabei lösen sich die Wirkstoffe ganz oder teilweise in der Flüssigkeit auf, und es entstehen wertvolle und gut haltbare Tinkturen oder Öle.

Tinkturen und Extrakte
Viele pflanzliche Wirkstoffe lassen sich nur durch spezielle technische Verfahren gewinnen. Diese Wirkstoffe werden zu Tinkturen oder Extrakten verarbeitet.

Ätherische Öle

Die innere Anwendung von ätherischen Ölen in Tropfenform hat erst mit dem Aufkommen der Aromatherapie eine gewisse Bedeutung erlangt. Die äußere Anwendung von ätherischen Ölen wie Einreiben, Salben, Inhalieren oder als Badezusatz ist schon viel länger bekannt.

Tees

Aus Pflanzenteilen wird Tee am häufigsten hergestellt, sei es als Aufguß, Abkochung oder Kaltauszug. Der Kräutertee trägt als Alltagstee zur Gesunderhaltung bei.

Kräutertees können in falscher oder zu hoher Dosierung eine gesundheitsschädigende Wirkung haben. Bei Langzeitgebrauch ist Vorsicht geboten.

Kräutertees darf man nie nach Belieben mischen, da es zu einer unerwünschten Verstärkung oder zu einer Aufhebung der Wirkung kommen kann. Lassen Sie sich von einem Kräuterspezialisten oder Apotheker beraten, wenn Sie nicht ganz sicher sind. Nach Möglichkeit sollten Sie bei der Zubereitung keine Metallgefäße verwenden.

«Jede Hausmutter versteht es, Tee zuzubereiten. Von getrockneten Kräutern nimmt sie zu einer Tasse, soviel sie mit drei Fingern fassen kann, gießt in das Pfännchen über die Teeblätter oder Blüten sprudelndes Wasser und läßt es einige Minuten aufkochen. Dann schüttet sie den fertigen Tee ab.»
Sebastian Kneipp

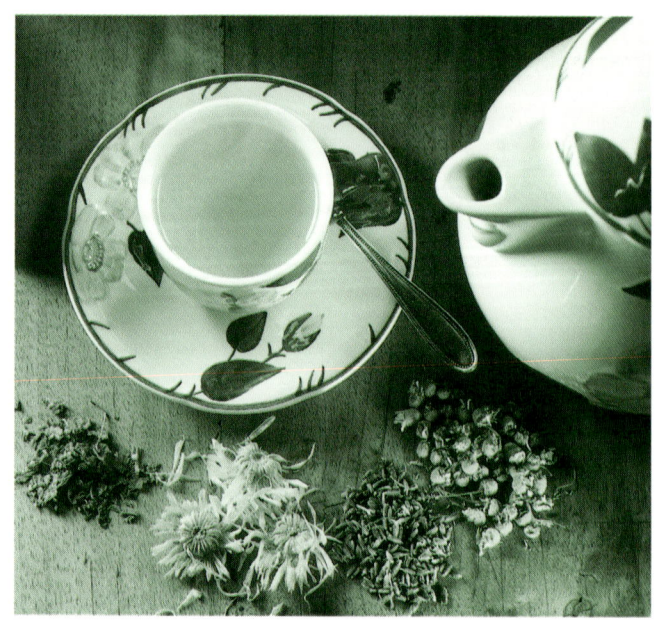

Zubereitungsarten

Aufguß (Infus)

Beim Aufguß werden die zarten Teile der Pflanze, z.B. Blätter, Blüten und auch bestimmte Samen, verwendet. In der Regel rechnet man dabei für 1 Tasse einen, für 1/4 Liter 2 Teelöffel. Mit Wasser überbrühen, zugedeckt 5–10 Minuten ziehen lassen, absieben und möglichst sofort trinken. Porzellan- oder Steinguttopf verwenden!

Absud (Dekokt)

Der Absud eignet sich bei harten Pflanzenteilen wie Rinde, Holz, Wurzeln, Samen und Früchten, aus denen die Wirkstoffe herausgelöst werden sollen. Man gibt dabei 1–2 Eßlöffel geschnittene Kräuter in eine Pfanne, übergießt diese mit kaltem Wasser, läßt es aufkochen, den Sud 1–2 Minuten weiterköcheln und dann zugedeckt 5–10 Minuten ziehen. Dann siebt man ab und trinkt den Absud.

Kaltwasserauszug (Mazeration)

Der Kaltwasserauszug wird vorwiegend aus schleimhaltigen Pflanzenteilen hergestellt, z.B. aus Teufelskralle oder Leinsamen. Dieses Verfahren wird angewendet, wenn entweder aus Pflanzenteilen nur bestimmte Wirkstoffe gewonnen werden sollen oder man vermeiden will, daß beim Erhitzen Wirkstoffe zerstört werden. Dabei werden die Pflanzenteile ein paar Stunden oder über Nacht eingeweicht und der Tee kalt oder nur leicht erwärmt getrunken.

Gegen jede Krankheit ist ein Kraut gewachsen.

Sammeln der Heilkräuter

Der richtige Umgang mit Heilkräutern beginnt beim Sammeln. Nach einer alten Regel werden Früchte, Blüten und Kräuter bei zunehmendem Mond, Wurzeln bei abnehmendem Mond gesammelt. Es ist bekannt, daß der Mond auf alle Geschehnisse der Erde einen großen Einfluß ausübt und daß bestimmte Rhythmen von seinen Phasen abhängig sind. Bei den Pflanzen verhält es sich so, daß ihre lebenserhaltenden Säfte bei zunehmendem Mond ansteigen, während sie bei abnehmendem Mond eher in der Wurzel verbleiben. Blüten sollten in der Zeit ihrer schönsten Entfaltung gesammelt werden. Nur vollreife Früchte ernten und nur Samen verwenden, der aus vollreifen Früchten stammt. Wurzeln werden im Frühjahr ausgegraben, kurz nachdem das Kraut zu treiben begonnen hat.

Trägerinnen des «geheimen» Wissens der Volksmedizin waren jahrhundertelang heil- und kräuterkundige Frauen.

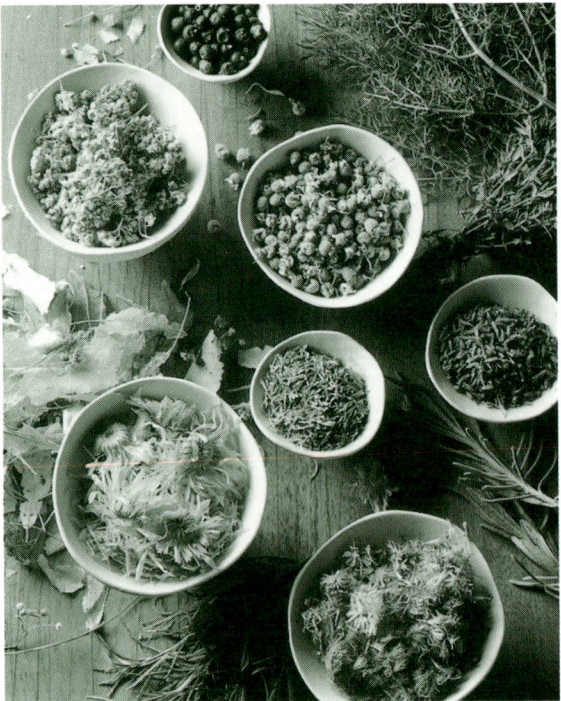

Heilkräuter werden im Frühsommer gesammelt. Da Kräuter sehr empfindlich sind, empfiehlt es sich, sie beim Sammeln getrennt aufzubewahren. Ferner sollten nur Heilkräuter von ungedüngten Böden gesammelt werden. Der größte Teil ist ohnedies auf von Menschenhand unberührtem Boden zu finden. Der Kräutersammler sollte frühmorgens aufbrechen, mit Liebe bei seiner Arbeit sein und maßhalten. Giftpflanzen und Arten, die unter Naturschutz stehen, müssen gemieden werden.

Richtiges Vorgehen beim Sammeln

– Heilkräuter in einem offenen Korb oder in getrennten Stoffsäckchen sammeln.
– Nie bei Regen, Nebel oder feuchtem Wetter sammeln.
– Nur Kräuter sammeln, die mindestens 500 Meter von Autobahnen und Teerstraßen entfernt wachsen.
– Wiesen und Felder meiden, die mit Jauche oder Kunstdünger behandelt oder mit Insektiziden besprüht werden.

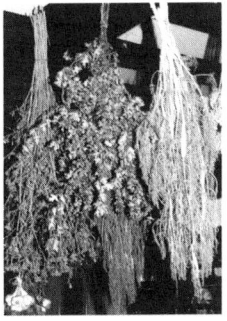

Trocknen und Aufbewahren der Heilkräuter

Gesammelte Kräuter werden sortiert und in dünnen Schichten zum Trocknen an einem schattigen, luftigen Ort auf Drahtgestelle gelegt oder aufgehängt. Sie sollen niemals in der Sonne, im Ofen oder auf dem Herd getrocknet werden. Sind sie trocken, werden sie geschnitten oder zerpflückt, bis zwei Tage nachgetrocknet und in einer sauberen und geschlossenen Dose kühl und trocken aufbewahrt.

Weißblechdosen oder getönte Plastikdosen sind für die Aufbewahrung gut geeignet. Alle zwei Jahre werden die Vorräte kontrolliert. Ältere Kräuter können in einem Stoffbeutel in 2 Liter Wasser zum Kochen gebracht und der Absud als Kräuterbad verwendet werden.

Die gesammelten Kräuter sollten nicht tagelang liegenbleiben. Beim Trocknen von Arzneipflanzen werden die fermentativen Vorgänge durch Wasserentzug stillgelegt. Pilzen und Bakterien wird ihre Entwicklungsgrundlage entzogen. Die Pflanzen dürfen aber auch nicht zu trocken sein und ihren gesamten Wassergehalt verlieren. Der Feuchtigkeitsgehalt gut getrockneter Drogen liegt bei 10 Prozent.

Die Anwendung von Heilkräutern bei Beschwerden

Arnika (Arnica montana)

Hildegard von Bingen zählte Arnika zu den Aphrodisiaka. Goethe ließ sich immer einen Arnikatee zubereiten, wenn er Herzbeklemmung bekam.

Wirksame Pflanzenteile: Blüten.
Sammelzeit: Juni–August.
Inhaltsstoffe: Ätherische Öle, Flavonide, Bitterstoffe, Saponine, Gerbstoffe.
Wirkung: Äußerlich: wundheilend, durchblutungsfördernd.
Innerlich: kreislaufanregend, herzstärkend.
Heilanzeigen: Schlecht heilende Wunden, Blutergüsse, Verstauchungen, Herz-Kreislauf-Schwäche, Halsentzündungen.
Zubereitung/Anwendung:
Arnika wird selten als Tee getrunken, findet aber als Komponente in Teemischungen bei Heiserkeit und Stimmverlust sowie zum Gurgeln bei Entzündungen im Hals und Mund Anwendung. Die häufigste Anwendungsform sind Umschläge (siehe Abschnitt «Wickel»).
Anmerkung: Nicht unverdünnt und zu häufig anwenden. Es besteht die Gefahr von Haut- und Schleimhautentzündungen und Allergien.

Bärentraubenblätter (Uva ursi folium)

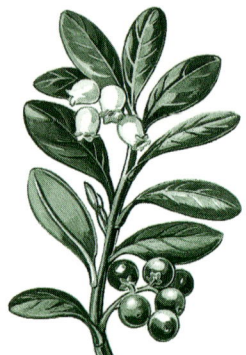

Wirksame Pflanzenteile: Blätter.
Sammelzeit: Spätherbst.
Inhaltsstoffe: Gerbstoffe, Gallussäure, Arbutin und andere.
Wirkung: Entzündungshemmend, diuretisch, entwässernd.
Heilanzeigen: Blasenentzündungen, Nierenbeckenentzündungen, Reizung des Urogenitalsystems, Harnwegentzündungen.
Zubereitung/Anwendung:
Tee-Auszug: Die Blätter werden grundsätzlich kalt angesetzt.
Für eine Tagesportion 2 Eßlöffel Blätter mit $1/2$ Liter kaltem Wasser übergießen, 10–12 Stunden beiseite stellen, gelegentlich umrühren, absieben und 3mal täglich 1 Tasse trinken.

Schon die Wikinger und die Engländer des frühen Mittelalters kannten die Bärentraubenblätter als Desinfektionsmittel.

Anmerkung: Den Tee nicht während der Schwangerschaft trinken, da er wehenfördernd wirken kann. Bei Magenempfindlichkeit sollte spätestens nach 5–7 Tagen ein anderes Mittel eingenommen werden. Bärentraubenblättertee kann den Urin zu Beginn braun färben, was völlig normal ist. Je dunkler der Urin, desto stärker ist die Erkrankung.

Birkenblätter (Betula folium)

Wirksame Pflanzenteile: Knospen, Rinden, Saft.
Sammelzeit: Mai–Juni.
Inhaltsstoffe: Saponine, ätherische Öle, Gerbstoffe, Harze, Phytonzide.
Wirkung: Innerlich: harntreibend, schweißtreibend, blutreinigend.
Äußerlich: desinfizierend, haut- und haarpflegend, haarwuchsanregend.
Heilanzeigen: Nieren- und Blasenleiden, Rheuma, Gicht, Haarausfall.
Zubereitung/Anwendung:
Tee-Aufguß: 1–2 Eßlöffel Blätter mit $1/4$ Liter Wasser überbrühen, 10–15 Minuten ziehen lassen, absieben und täglich 3 Tassen trinken.
Anmerkung: Birkenblätter eignen sich gut für eine ca. 3wöchige Frühjahrskur. Pfarrer Kneipp gab schon Weisung, aus frischen Blättern Saft zu pressen. Birkenfrischsäfte sind heute im Handel erhältlich.

Die alten Germanen waren der Ansicht, daß die Birke die Krankheiten der Menschen anziehe. Gichtkranke mußten vor Sonnenaufgang schweigend zur Birke gehen, sie schütteln und ansprechen.

Brennessel (Urtica dioica)

Wirksame Pflanzenteile: Junge Blätter, Samen, Wurzel.
Sammelzeit: April–Juni.
Inhaltsstoffe: Nesselgiftstoff, Histamin, Kieselsäure, Gerbstoffe, Lezithin, Chlorophyll, Vitamin C, Mineralstoffe. Samen: östrogenähnliche Phytohormone.
Wirkung: Stimmungsaufhellend, den Stoffwechsel anregend, Harnsäure ausschwemmend, entwässernd, blutreinigend, blutbildend, haut- und schleimhautbildend.
Heilanzeigen: Eisenmangel, Erschöpfung, Rheuma, Gicht, Hautleiden (Allergien, Schuppenflechte), Bronchialasthma, Knochenleiden (Rachitis, Osteoporose), Prostataleiden, Beschwerden der Wechseljahre.
Zubereitung/Anwendung:
Tee-Aufguß: 1 Eßlöffel junges, geschnittenes Kraut mit 1 Tasse kochendem Wasser überbrühen. 2–3mal täglich eine Tasse warm trinken.
Brennessel-Frischpflanzentropfen: Tropfen werden ebenfalls für die oben erwähnten Heilanzeigen empfohlen.
Brennesseltinktur: Regt den Haarwuchs an und bekämpft Schuppen. Der hohe Gehalt an Chlorophyll und Eisen bekämpft Mundgeruch.

Die Brennessel ist eine alte Heilpflanze. Der griechische Naturphilosoph Phanias hat ihr zu Ehren ein Buch geschrieben.

Brennesseljauche: Brennesselblätter mit Regenwasser überdecken, nach 2–3 Wochen Gärungszeit Jauche mit Wasser (1:10) verdünnen, Gemüse, Salate und Kräuter übergießen. Wirkt gegen Schädlinge.
Anmerkung: Im Frühjahr und im Herbst ist eine 4–5wöchige Kur mit Brennesseltee empfehlenswert. 2–3mal täglich 1 Tasse schluckweise trinken (die erste am Morgen vor dem Frühstück, die zweite und dritte Tasse während des Tages). Bei Magenbrennen Schafgarbe beimischen. Aus jungen Pflanzen läßt sich eine schmackhafte Suppe zubereiten.

Ehrenpreis (Veronica officinalis)

Auszug aus einem alten Kräuterbuch: «Ehrenpreis hat billig den Namen und so!' von jedermann geachtet werden. Es ist ein echtes Wundkraut, dient gegen frische und alte Wunden und Schäden.»

Wirksame Pflanzenteile: Blütentrauben.
Sammelzeit: Juli–August.
Inhaltsstoffe: Ätherische Öle, Gerbstoffe, Bitterstoffe, Glycosid, Saponin, Flavonide.
Wirkung: Harntreibend, hustenlösend, juckreizlindernd, blutreinigend.
Heilanzeigen: Verschleimung der Atemwege, Magenbeschwerden, Juckreiz, Altersjucken, Ekzeme.
Zubereitung/Anwendung:
Tee-Aufguß: 1/2 Teelöffel Blüten mit 1 Tasse heißem Wasser überbrühen, abends 2 Tassen trinken.
Preßsaft: 1 großer Teelöffel frischer Saft, 3mal täglich eingenommen, wirkt bei Ekzemen.
Tropfen: 3mal täglich 15 Tropfen mit Wasser einnehmen.
Bad: 1 Handvoll Kräuter in 1 Liter Wasser kochen, abfiltrieren und ins Badwasser geben. Zu empfehlen bei Hautausschlägen.
Anmerkung:
Wird gegen hohen Cholesterinspiegel und zur Nervenberuhigung nach geistiger Überanstrengung empfohlen.

Fenchel (Foeniculum vulgare)

Von den alten Ägyptern übernahmen die Griechen den Fenchel als Gemüse, Gewürz und Heilpflanze.

Wirksame Pflanzenteile: Stroh, Samen.
Sammelzeit: August–September.
Inhaltsstoffe: Ätherische Öle, Kieselsäure, Mineralsalze, Zucker.
Wirkung: Blähungshemmend, krampflösend, appetitanregend.

Heilanzeigen: Menstruationsbeschwerden, Blähungen, Magen-beschwerden, Erkältung.

Zubereitung/Anwendung:

Tee-Aufguß: 1 Eßlöffel Samen mit 1/2 Liter Wasser kalt aufsetzen, zum Sieden bringen, ziehen lassen, absieben, mit Honig süßen oder ungesüßt 2–3mal täglich 1 Tasse trinken.

Augenbäder: 1 Eßlöffel zerquetschte Samen mit 1/2 Liter Wasser 3 Minuten kochen, absieben, 3mal täglich die Augen baden oder handwarme Umschläge auflegen.

Fenchelhonig für Kinder (anstelle von Tee): 1–3 Tropfen Fenchelöl (aus der Apotheke) mit 1 gehäuften Eßlöffel Honig vermischen, 3–4 Portionen täglich.

Kauen: Das Kauen der Samen wirkt vorbeugend gegen Grippe und hilft bei Blähungen.

Anmerkung: Fenchel regt die Milchbildung an und wirkt beruhigend auf die Magennerven.

Goldrute (Solidago virgaurea)

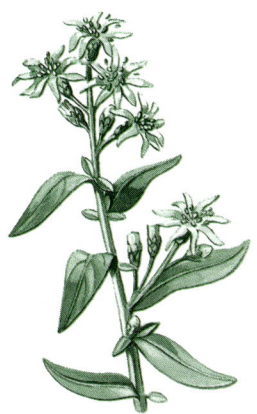

Wirksame Pflanzenteile: Kraut.

Sammelzeit: Juli–September.

Inhaltsstoffe: Ätherische Öle, Saponine, Gerbstoffe, Bitterstoffe, Flavonide und weitere.

Wirkung: Harntreibend, entzündungshemmend, stopfend, blut-reinigend.

Heilanzeigen: Entzündungen der Harnwege, Förderung des Harnflusses, Prostataleiden, Nierengrieß, Nieren-Blasen-Entzündun-gen, bei Rheuma und Gicht. Zum Gurgeln bei Mundfäule (Soor).

Zubereitung/Anwendung:

Tee-Aufguß: 2 Teelöffel zerkleinertes Kraut mit 1 Tasse Wasser überbrühen, 3–5 Minuten ziehen lassen, absieben und täglich 1–2 Tassen trinken.

Anmerkung: Goldrute hat in der Behandlung bei Nierenbeckenent-zündungen einen besonderen Stellenwert, da die Wirkstoffe Harn-stauungen beseitigen und den Nieren-Blasen-Trakt durchspülen. Umschläge oder frisch zerquetschte Blüten und Blätter helfen bei Entzündungen der Haut und zur Vermeidung der Narbenbildung.

Im Mittelalter war die Goldrute als «Heidnisch Wundkraut» in der Kloster- und Volksme-dizin bekannt. Martin Luther nahm sie gegen seine vielen körper-lichen Gebrechen.

Johanniskraut (Hypericum perforatum)

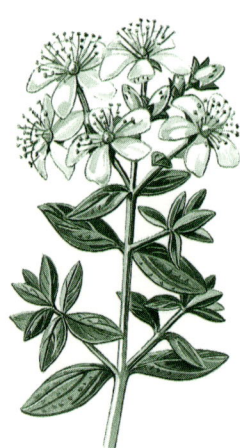

Wirksame Pflanzenteile: Blühendes Kraut.

Sammelzeit: Juni–August.

Inhaltsstoffe: Gerbstoffe, Flavonide, Glykoside, Hypericin, ätherische Öle, Pektin, Cholin, Wachs, Säuren, Mineralsalze.

Wirkung: Stimmungsaufhellend, beruhigend, gallenanregend, leberstärkend, wundheilend.

Heilanzeigen: Depressive Verstimmungen, Konzentrationsschwäche, Nervenschmerzen, Beschwerden der Wechseljahre, Schlafstörungen, Wetterfühligkeit, Menstruationsbeschwerden.

Zubereitung/Anwendung:

Tee-Aufguß: 1 Eßlöffel mit 1/4 Liter Wasser überbrühen, 5 Minuten ziehen lassen, absieben, 2–3mal täglich 1 Tasse über längere Zeit trinken, insbesondere bei Depressionen.

Johanniskrautextrakt: In guter Qualität im Handel erhältlich. 3mal täglich 20–30 Tropfen unverdünnt einnehmen, nach 2 Wochen Dosis auf 2mal 20 Tropfen täglich reduzieren und 4 Wochen fortsetzen.

Johanniskrautöl: Dient der Wunddesinfektion und Wundheilung bei Verbrennungen. Rezept zur Selbstherstellung: 150 g frische Blüten zerquetschen oder zerreiben, in eine Flasche füllen, mit 500 ml Olivenöl übergießen, gut verschließen, an die Sonne stellen, täglich 1mal schütteln, nach 3 Wochen Öl durch ein Leintuch abfiltrieren und Blüten auspressen. Die Haltbarkeit liegt bei höchstens einem Jahr. Wer sich mit Johanniskrautöl einreibt, sollte sich nicht der Sonne aussetzen.

Anmerkung: Johanniskraut gilt als hochwirksames natürliches Psychopharmakon, kann aber eine notwendige Psychotherapie nicht ersetzen. Johanniskraut steigert die Lichtempfindlichkeit und kann Entzündungen der Haut verursachen.

Johanniskraut soll als uraltes Heil- und Zaubermittel, in der Johannisnacht gepflückt, vor Blitzschlag und Gespenstern schützen. Auch von Paracelsus wurde es empfohlen.

Kamille (Matricaria chamomilla)

Wirksame Pflanzenteile: Blütenköpfchen.

Sammelzeit: Mai–August.

Inhaltsstoffe: Ätherische Öle, Proazulen, Glykoside, Bitterstoffe, Fettsäuren, Flavonide, Cholin, Sesquiterpen.

Wirkung: Entzündungshemmend, krampflindernd, desinfizierend, schweißtreibend, beruhigend und entspannend.

Hieronymus Bock beschrieb die Kamille im Mittelalter mit den Worten: «Es ist bei allen Menschen kein breuchliches Kraut in der Arzney, als Chamillenblumen.»

Heilanzeigen: Blähungen, Magen-, Gallen- und Darmkrämpfe, Nasen- und Rachenschleimhautentzündungen, Wundinfektionen.

Zubereitung/Anwendung:

Tee-Aufguß: 1 Teelöffel Blüten mit 1 Tasse Wasser überbrühen. Nicht mehr als 3 Tassen täglich ungesüßt trinken. Eine größere Menge kann schädlich sein. Bei Gebrauch von homöopathischen Medikamenten ist von einer Anwendung mit Kamille abzuraten.

Umschläge: Siehe Abschnitt «Wickel».

Bäder: Siehe Abschnitt «Bäder».

Bei Gastritis und Neigung zu Magengeschwüren hilft eine Rollkur mit starkem Kamillentee. Tee schluckweise trinken, dann 10 Minuten auf dem Rücken, 10 Minuten auf der rechten Seite und 10 Minuten auf dem Bauch liegen. Anschließend 1/2 Stunde mit einem warmen Leibwickel im Bett bleiben. Das ganze 10 Tage lang nüchtern jeden Morgen wiederholen.

Spülungen: Die Kamille ist für Mund- und Wundspülungen gut geeignet. Sie wird auch für Darmeinläufe verwendet.

Anmerkung: Auf die Kohlenwasserstoffe (Sesquiterpe) des Blauöls Azulen in den Blüten reagieren manche Menschen allergisch. Die sogenannte strahlenlose Kamille (Matricaria discoidea) trägt keine Blütenblätter und enthält kein Azulen. Bei Überdosierung von Kamille kann es zu nervöser Unruhe, Schwindel, Kopfschmerzen und Hautreizungen kommen. Kamille nicht an den Augen verwenden! Die Kamille findet heute zunehmend in der Kosmetik Verwendung.

Lavendel (Lavandula officinalis)

Wirksame Pflanzenteile: Blüten, blühendes Kraut.

Sammelzeit: Juni–August.

Inhaltsstoffe: Ätherische Öle mit Linalytacetat, Bitterstoffe, Gerbstoffe.

Wirkung: Beruhigend, krampflösend, blähungshemmend, appetit- und stoffwechselanregend, harntreibend, durchblutungsfördernd.

Heilanzeigen: Nervosität, Schlafstörungen, Nervenschmerzen, Blähungen, Appetitmangel, Entzündungen der Atemwege, Erkältung, Grippe.

Zubereitung/Anwendung:

Tee-Aufguß: 1 Teelöffel Blüten mit 1 Tasse Wasser überbrühen, langsam trinken. Lavendel allein wird selten als Tee angewendet.

Die Verwendung der Lavendelblüten war schon im Altertum bekannt. Mönche haben die Pflanze im 11. Jahrhundert über die Alpen zu uns gebracht.

Als Abendtee wird Lavendel mit Baldrian und Hopfen gemischt.
Badezusatz: Siehe Abschnitt «Bäder».
Lavendelöl und -geist sind in Apotheken erhältlich. Wenn nicht anders
verordnet, nimmt man vom Öl täglich 5 Tropfen auf 1 Stück Zucker.
Anmerkung: Die ätherischen Öle des Lavendels eignen sich gut als
Badezusatz, die ganzen Blüten für aromatische Duftkissen.

Lindenblüten (Tilia platyphyllos)

In einem Krankenhaus in Chicago stellten Kinderärzte fest, daß kranke Kinder mit hohem Fieber und schweren Erkältungen, die mit viel Lindenblütentee behandelt wurden, ganz ohne Sulfonamide und Antibiotika auskamen und schneller gesund wurden als die «chemisch» behandelten kleinen Patienten.

Wirksame Pflanzenteile: Blüten.
Sammelzeit: Juni–Juli.
Inhaltsstoffe: Ätherische Öle, Schleimstoffe, Saponine, Gerbstoffe, Farbstoff als Hesperidin, Vitamine C und P, Malate und andere.
Wirkung: Schweißtreibend, leicht abführend, krampfstillend und beruhigend, wärmend, reizmildernd und die Abwehrkräfte steigernd.
Heilanzeigen: Fieber, Grippe, Husten, alle Erkältungskrankheiten.
Zubereitung/Anwendung:
Tee-Aufguß: 1 Eßlöffel mit 1 Tasse Wasser überbrühen, kurz ziehen lassen, so heiß wie möglich mit Honig oder Zitrone trinken.
Der «Schwitztee» kann auch zu gleichen Teilen aus Holunderblüten, Lindenblüten und Kamillenblüten zubereitet werden.
Anmerkung: Unsere Großmütter benutzten Lindenblütentee-Kompressen für wunde und entzündete Haut und pflegten auch ihr Gesicht damit.

Löwenzahn (Taraxacum officinale)

Wirksame Pflanzenteile: Wurzel, Kraut, Blätter, Blüten.
Sammelzeit: April–August junge Blätter,
März–April und September–Oktober Wurzeln.
Inhaltsstoffe: Terpenoide, Bitterstoffe (Taraxacin), Glykoside, ätherische Öle, Schleimstoffe, Sterole, Aminosäuren, Gerbstoffe, Inulin, Cholin, Vitamin C.
Wirkung: Gallenanregend, leberstärkend, den Fettstoffwechsel regulierend, blutreinigend, warzenhemmend.
Heilanzeigen: Leber und Gallenleiden, Erkrankung der Bauchspeicheldrüse (Diabetes), leberbedingte Ekzeme, Rheuma, Gicht.

Zubereitung/Anwendung:
Tee-Aufguß: 3 – 4 Teelöffel geschnittene Wurzeln mit 1/2 Liter kaltem Wasser übergießen, zum Kochen bringen, warm absieben.
Zu jeder Mahlzeit 1 Tasse trinken.
Milchsaft: Wirkt gegen Warzen.
Anmerkung: Löwenzahnsaft (nach Kneipp) eignet sich vorzüglich für eine Entwässerungskur im Frühjahr. Während 6 Wochen morgens und abends 1 Eßlöffel Saft in 1/2 Glas Wasser einnehmen.
Entgegen der weitverbreiteten Annahme ist die Pflanze nicht giftig. Sehr gesund und entschlackend ist auch Salat oder Frischsaft aus den jungen Löwenzahnblättern.

Mariendistel (Silybum marianum)

Wirksame Pflanzenteile: Früchte, Samen.
Sammelzeit: Juni – September.
Inhaltsstoffe: Flavonolignane (Silymarin), Fette, Eiweißstoffe, Schleimstoffe, Vitamine C und K, Tyramin, ätherische Öle.
Wirkung: Leberschützend und -stärkend, gallenanregend, lindert Juckreiz (leberbedingt).
Heilanzeigen: Leberleiden jeder Art (auch vorbeugend und regenerierend bei Infektionen und Alkoholmißbrauch), Hautausschläge, Gallenschwäche (leberbedingt).
Zubereitung/Anwendung:
Reiner Mariendisteltee wird nicht getrunken.
Empfohlene Mischung: 100 g zerquetschte Marienkörner, 25 g Fenchelsamen und 25 g Pfefferminzblätter.
Tee-Aufguß: 2 Teelöffel mit 1/4 Liter Wasser überbrühen, 10 – 20 Minuten ziehen lassen, absieben und trinken.
Tinktur: Die heute bereits 150 Jahre alte Tinctura Cardui Mariae Rademacher ist in Apotheken erhältlich. Täglich 3 – 4mal 20 Tropfen.
Anmerkung: Besonders starke Heilwirkung für die Leber.

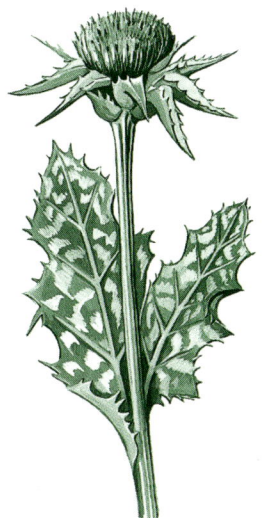

Der Beiname «Marianum» und der deutsche Name «Mariendistel» beziehen sich auf die weißen Streifen auf den Blättern, die nach der Legende von der Milch der Gottesmutter herrühren sollen.

Melisse (Melissa officinalis)

Wirksame Pflanzenteile: Blätter.
Sammelzeit: Mai – Juni und September (vor und nach der Blüte).
Inhaltsstoffe: Ätherische Öle, Gerbstoffe, Harz, Schleimstoffe.

Plinius erwähnte die
Melisse als Mittel
gegen Hysterie und
hypochondrische
Zustände. Seit Karl
dem Großen fehlt
das «Zitronenkraut» in
keinem Kloster- und
Bauerngarten.

Wirkung: Beruhigend, krampflösend, blähungshemmend.

Heilanzeigen: Nervosität, Spannungskopfschmerzen, Schlaf-störungen, nervöse Magen-Darm-Beschwerden, Menstruations-beschwerden.

Zubereitung/Anwendung:

Tee-Aufguß: 2 Teelöffel mit 1 Tasse Wasser überbrühen, möglichst lange vor dem Abendessen warm trinken.

Bad: Ein Melissenbad am Abend hilft bei Schlafstörungen, 2mal wöchentlich anwenden.

Badezusatz: Siehe Abschnitt «Bäder».

Melissenöl oder Melissengeist: Hilft äußerlich angewendet gegen Zahn- und Kopfschmerzen. Bei Schlaflosigkeit vor dem Zubettgehen Schläfen einreiben.

Anmerkung: Getrocknete Melissenblätter verlieren schon nach $1/2$ Jahr Lagerzeit etwa 55 Prozent ihres Wirkstoffgehalts an ätheri-schen Ölen. Selbstgesammelte Pflanzen müssen daher schnell verwendet werden.

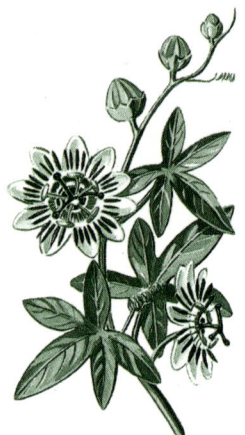

Passionsblume (Passiflora incarnata)

Wirksame Pflanzenteile: Blüten, Früchte.

Sammelzeit: Juli–Oktober.

Inhaltsstoffe: Flavonoidglykoside, Vitexin und Isovitexin, Maltol, Vitamin C (Früchte).

Wirkung: Beruhigend, den Blutdruck regulierend, herzmuskel-stärkend.

Heilanzeigen: Nervosität, Einschlaf- und Durchschlafstörungen, Unruhe, nervöse Beschwerden der Wechseljahre.

Zubereitung/Anwendung:

Tee-Aufguß: Passionsblumentee wird nicht allein getrunken.

Mischung: 20 g Passionsblume, 15 g Orangenblüten, 10 g Zitronen-melisse, 10 g Lavendelblüten und 20 g Schlüsselblumenblüten.

1 Teelöffel mit 1 Tasse Wasser überbrühen, 5 Minuten ziehen lassen, absieben und ungesüßt schluckweise nach den Mahlzeiten 3mal täglich trinken. Hilft bei Nervosität.

Tinktur: 10–15 Tropfen, in wenig Wasser verdünnt, 3mal täglich einnehmen. Zur Beruhigung bei Nervosität und Schlaflosigkeit.

Anmerkung: Frauen sprechen auf eine Behandlung mit dieser Heilpflanze im allgemeinen besser an als Männer.

Ein Jesuitenpater be-schrieb die Passions-blume 1633 in seiner Schrift als «Flora my-stica» mit den Attribu-ten der Marterwerk-zeuge Christi.

Pfefferminze (Mentha piperita)

Wirksame Pflanzenteile: Blätter.
Sammelzeit: Mai–September.
Inhaltsstoffe: Ätherisches Öl mit Menthol, Bitterstoffe.
Wirkung: Muskelentspannend, krampflösend, schwach desinfizierend, gallen-, leber- und den Stoffwechsel anregend, magensäurehemmend, kühlend, leicht schmerzlindernd.
Heilanzeigen: Magen-Darm-Infektionen, Entzündungen der Atemwege, Menstruationsbeschwerden, Kopfschmerzen, Rheuma.
Zubereitung/Anwendung:
Tee-Aufguß: 1 Eßlöffel mit 1/4 Liter Wasser überbrühen, 10 Minuten ziehen lassen, mit Kandis oder Honig süßen und 3mal täglich 1 Tasse schluckweise trinken.
Tinktur: Zum Einreiben bei Neuralgien, Kopfschmerzen sowie zur Mundspülung.
Pfefferminzöl: Hilft gegen Reisekrankheit. Einen Tag vor der Abreise 3mal täglich einen Tropfen mit wenig Wasser vor dem Essen einnehmen. Für ein Vollbad 8–10 Tropfen mit Rahm, Honig oder Buttermilch vermischen und ins Badewasser geben. Wirkt beruhigend. Bei Kopf-, Muskel- oder Gelenkschmerzen schmerzende Stellen mit 1–2 Tropfen Pfefferminzöl einreiben.
Anmerkung: Längere und zu starke Anwendung reizt die Schleimhäute und trocknet sie aus.

In arabischen Ländern ist die Minze hochgeschätzt. Sie schützt vor Epidemien. Kein Bewohner dieser Länder vergißt, täglich einen kräftigen Minzentee zu trinken.

Ringelblume (Calendula officinalis)

Wirksame Pflanzenteile: Blütenstände, einzelne Blütenblätter.
Sammelzeit: Juni–Oktober.
Inhaltsstoffe: Saponine, Polysaccharide, Bitterstoffe, ätherische Öle, Vitamin-A-Vorstufe, Karotin, Schleimstoffe.
Wirkung: Innerlich: leber- und gallenanregend, krampflösend. Äußerlich: wundheilend, entzündungshemmend.
Heilanzeigen: Magen- und Darmkrämpfe, Gallenschwäche, Menstruationsbeschwerden, Hautausschläge (auch Herpes-Leiden), Wunden, Geschwüre.
Zubereitung/Anwendung:
Tee-Aufguß: 1–2 Teelöffel Blüten mit 1/2 Liter Wasser überbrühen und 3mal täglich 1 Tasse Tee nach den Mahlzeiten trinken.

Calendula wurde von Hildegard von Bingen hoch gelobt. Während der amerikanischen Sezessionskriege 1861– 1865, als oft der Nachschub nicht klappte, besannen sich die Feldärzte auf die wildwachsenden Ringelblumen und nutzten sie zur Versorgung Verwundeter.

Tinktur: Bei Venenentzündungen, Abszessen, Wunden und Verstauchungen Umschläge machen (1 Eßlöffel auf 1 Tasse Wasser).
Badezusatz: Siehe Abschnitt «Bäder».
Ringelblume- oder Calendulasalbe: In Apotheken als Einreibemittel für oben erwähnte Heilanzeigen erhältlich.
Anmerkung: Bei empfindlicher, zu Allergien neigender Haut ist die Ringelblume anstelle von Arnika zu empfehlen. Krampfadergeschwüre (offene Beine) heilen durch die Anwendung von Ringelblumensalbe rasch und gut.

Rosmarin (Rosmarinus officinalis)

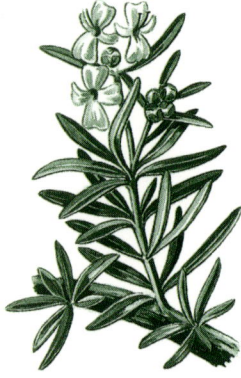

Rosmarin, die bayrische «Brautpflanze», die für Liebeszauber und Hochzeitsglück herhalten soll und deren Anpflanzung in Kloster- und Bauerngärten auch schon Karl der Große empfahl, wurde als Arzneimittel wiederentdeckt.

Wirksame Pflanzenteile: Blätter, junge Triebe.
Sammelzeit: Blätter werden vor der Blütezeit im März–Mai oder über das ganze Jahr gepflückt.
Inhaltsstoffe: Ätherische Öle mit Borneol und Cineol, Rosmarinsäure, Harze, Kampfer, organische Säuren.
Wirkung: Durchblutungsanregend, gefäßtonisierend, bewußtseinsstärkend, belebend, erwärmend, entzündungshemmend.
Heilanzeigen: Herz-, Kreislauf-, Stoffwechsel- und Verdauungsschwäche, Ermüdung, Erschöpfung, Wechseljahrbeschwerden, Lustlosigkeit.
Zubereitung/Anwendung:
Tee-Aufguß: 1 Teelöffel mit 1 Tasse Wasser überbrühen, absieben, schluckweise nach dem Essen 3mal täglich trinken.
Tinktur: Zum Einreiben bei Nervenschmerzen, Rheuma, Kopfweh. Sebastian Kneipp empfahl zu den Hauptmahlzeiten 1 Gläschen Rosmarinwein als Hausmittel. Dieser ist in Apotheken erhältlich.
Badezusatz: Siehe Abschnitt «Bäder».
Anmerkung: Rosmarin erwärmt den Menschen von innen heraus. Zu stark und zu häufig angewendet, kann Rosmarin schädlich sein und sollte von Schwangeren nur als Badezusatz und als Gewürz angewendet werden.

Salbei (Salvia officinalis)

Wirksame Pflanzenteile: Blätter.
Sammelzeit: Mai–Juni.
Inhaltsstoffe: Ätherische Öle mit Cineol, Thujon, Kampfer, Bitterstoffe, Gerbstoffe.
Wirkung: Entzündungshemmend, antibakteriell, sekrethemmend, blähungshemmend, krampflösend.
Heilanzeigen: Magen-Darm-Katarrh (Durchfall), Mundschleimhautentzündungen, Rachenkatarrh, Angina, Schweißausbrüche (besonders in der Nacht).
Zubereitung/Anwendung:
Tee-Aufguß: 1 gehäufter Teelöffel Blätter mit einer Tasse Wasser überbrühen, ziehen lassen, absieben, 2–3 Tassen täglich trinken. Vertreibt lästiges Schwitzen.
Mundspülung mit Tee: Aufguß (2 gehäufte Teelöffel mit einer Tasse Wasser überbrühen, ziehen lassen, absieben, 3–4mal täglich spülen).
Tinktur: Zum Gurgeln und bei Hals- und Zahnfleischentzündungen verdünnt anwenden.
Kauen: Das Kauen frischer Blätter hilft bei Zahnfleischentzündungen.
Waschungen: 1 Handvoll Blätter mit 1 Liter kochendem Wasser überbrühen, 10 Minuten ziehen lassen, dem Wasch- oder Badewasser beigeben. Waschungen morgens und abends vornehmen. Wird bei übermäßigem Schwitzen empfohlen.
Anmerkung: Salbei nicht zu häufig einnehmen. Das Thujon in hoher Dosierung ist giftig.

Der Gattungsname des Salbei (von salvare = heilen) betont die hervorragende Heilkraft dieses Krautes. Sinngemäß lautet ein alter Vers aus dem 14. Jahrhundert: «Warum soll sterben ein Mensch, in dessen Garten der Salbei wächst?»

Schafgarbe (Achillea millefolium)

Wirksame Pflanzenteile: Blüten, blühendes Kraut.
Sammelzeit: Juni–Oktober.
Inhaltsstoffe: Ätherische Öle mit Chamazulen, Gerbstoffe, Bitterstoffe.
Wirkung: Krampflösend, entzündungshemmend, blähungshemmend, verdauungsfördernd, appetitanregend, wundheilend.
Heilanzeigen: Magen- und Gallenbeschwerden (Koliken), Menstruationsbeschwerden, Appetitlosigkeit, Hautausschläge, Wunden.

Die Göttin Aphrodite soll versucht haben, die verwundete Ferse ihres Lieblings Achill mit Schafgarbe zu behandeln. In den Weltkriegen legten Soldaten an der Front mit Erfolg Schafgarbe auf leichtere Verletzungen.

Zubereitung/Anwendung:
Tee-Aufguß: 1 Teelöffel Blüten mit einer Tasse Wasser überbrühen, 5 Minuten ziehen lassen, absieben, ungesüßt schluckweise nach den Mahlzeiten 3mal täglich trinken.
Anmerkung: Schafgarbe nicht zu hoch dosieren und zu häufig anwenden, da allergische Reaktionen möglich sind. Bäder mit Schafgarbe helfen bei gynäkologischen Krankheiten.

Sonnenhut (Echinacea angustifolia und E. purpurea)

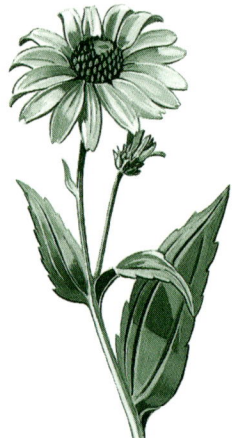

Wirksame Pflanzenteile: Wurzel.
Sammelzeit: Sommer bis Herbst.
Inhaltsstoffe: Echinacosid, ätherische Öle, Polysaccharide, Sitosterol, verschiedene Säuren.
Wirkung: Abwehrsteigernd, wundheilend, antiseptisch.
Heilanzeigen: Akute Infektionskrankheiten (Erkältung, Grippe, Angina), schwerheilende Gewebeschäden, Rekonvaleszenz.
Zubereitung/Anwendung:
Da sich die Wirkstoffe bei der Trocknung der Pflanze vermindern, wird Sonnenhut nicht als Tee verwendet. Echinacea, besonders Präparate aus dem Frischpflanzenauszug, werden bei Grippe und schweren Erkältungskrankheiten mit Fieber möglichst bei den ersten Anzeichen eingenommen.
Anwendung: 3–4mal täglich, je nach Verordnung, 10–50 Tropfen einnehmen. Echinacea erhöht die Widerstandskraft des Körpers und ist auch gegen Bakterien und Viren wirksam.
Tinktur: Erhältlich in Apotheken, wird bei akuten Infektionen erfolgreich zur äußerlichen Behandlung eingesetzt.
Anmerkung: Sonnenhut ist ein wertvoller Bestandteil vieler Kombinationspräparate und wird zur Resistenzsteigerung eingesetzt. Er ist bei den ersten Anzeichen einer Infektion und bei erhöhter Anfälligkeit anzuwenden. Sonnenhut ist auch als Grippeprophylaxe geeignet.

Für die moderne Heilkunde entdeckt wurde der Sonnenhut bei den Indianern Nordamerikas. Sie verwendeten bei eitrigen Wunden und Schlangenbissen Sonnenhut und erholten sich oft erstaunlich rasch.

Spitzwegerich (Plantago lanceolata)

Wirksame Pflanzenteile: Blätter.
Sammelzeit: Mai–Juni.
Inhaltsstoffe: Glykoside, Schleimstoffe, Kieselsäure, Gerbstoffe, Karotinoide, Enzyme.
Wirkung: Schleimlösend, schleimhautschützend, hustenreizlindernd, antibakteriell, entzündungshemmend.
Heilanzeigen: Bronchialkatarrh, Husten, Heiserkeit, Angina, Blutergüsse, Prellungen, «offene Beine».
Zubereitung/Anwendung:
Tee-Aufguß: 1 Eßlöffel Blätter mit 1 Tasse Wasser aufkochen, absieben, mit Honig süßen, täglich 2–3 Tassen trinken.
Frischer Preßsaft: 3mal täglich 1 Eßlöffel Saft mit etwas Milch einnehmen. Frischpflanzentinktur: Zu empfehlen bei Husten, Keuchhusten, Verschleimung, Bronchitis und Asthma.
Sirup: Mehrmals täglich eingenommen, hilft Sirup bei Husten, Bronchitis und Erkältung mit Fieber. Spitzwegerich ist auch ein natürliches Antibiotikum.
Anmerkung: Spitzwegerich eignet sich besonders zur Behandlung von Wunden und Insektenstichen. Frische Blätter waschen, zerquetschen und auflegen.

Pfarrer Kneipp war ein begeisterter Befürworter aller Wegeriche. Er vertrat die These, daß sie innerlich wie äußerlich verwendet besonders wertvoll seien.

Tausendgüldenkraut (Centaurium umbellatum)

Wirksame Pflanzenteile: Blühendes Kraut.
Sammelzeit: Juli–September.
Inhaltsstoffe: Bitterstoffe, Gentianin, Oleanolsäure, Mineralsalze, Cerylalkohol.
Wirkung: Verdauungsfördernd, blutreinigend, appetitanregend, magenstärkend, fiebersenkend.
Heilanzeigen: Magen-Darm-Störungen, Gastritis, Sodbrennen, Leber- und Gallenbeschwerden, Gelbsucht und Blutarmut.
Zubereitung/Anwendung:
Tee-Aufguß: 1–2 Teelöffel Kraut in 2 Tassen Wasser ansetzen, den Tee tagsüber warm, schluckweise 1/2 Stunde vor den Mahlzeiten trinken.
Als Pulver: 1 Messerspitze vor jeder Mahlzeit.
Anmerkung: Das Kraut ist Bestandteil vieler Teemischungen.

Mességué rät bei Bronchitis und Rheuma zu Breiumschlägen: «Einige Handvoll frischen Thymian wärmen und direkt auf die schmerzende Stelle legen.»

Thymian (Thymus vulgaris)

Wirksame Pflanzenteile: Blätter.
Sammelzeit: Mai–Juni.
Inhaltsstoffe: Ätherische Öle, Gerbstoffe, Bitterstoffe, Saponine.
Wirkung: Schleimlösend, sekretfördernd, antibakteriell, hautreizend, erwärmend.
Heilanzeigen: Krampfhusten (eventuell Pseudo-Krupp), Keuchhusten, Bronchialasthma, Bronchitis, Erkältungen, Schnupfen.
Zubereitung/Anwendung:
Tee-Aufguß: 1 Teelöffel Blätter mit 1 Tasse Wasser aufbrühen, täglich 2–3 Tassen schluckweise trinken. Bei frischen Blättern genügt die halbe Menge.
Badezusatz: 1–2 Handvoll Blätter in 1 Liter Wasser kurz kochen, 10 Minuten ziehen lassen, absieben und ins Badwasser schütten.
Thymianöl: Nur nach Verordnung des Arztes anwenden.
Tinktur aus frischen Blättern und Blüten: Wird für oben erwähnte Heilanzeigen verwendet. Bei Rheuma, Gicht und Gliederschmerzen Tinktur einreiben.
Anmerkung: Während der Blütezeit ist der Gehalt an ätherischen Essenzen in den Blättern am höchsten.

Wacholder (Juniperus communis)

Wirksame Pflanzenteile: Beeren und Zweigspitzen.
Sammelzeit: September–November Beeren,
Mai–August Zweigspitzen.
Inhaltsstoffe: Ätherische Öle aus Terpenen, Bitterstoffe, Gerbstoffe, Harz, Fett, Ameisen- und Essigsäure, Calcium, Kalium und Mangan. Vitamin C (in jungen Nadeln des Wacholders).
Wirkung: Wassertreibend, wärmend, krampflösend, blutreinigend, desinfizierend, magenstärkend, stoffwechselanregend.
Heilanzeigen: Magenschwäche, Blähungen, Sodbrennen, Wassersucht, Ödeme.
Zubereitung/Anwendung:
Tee-Ansatz: 1 Teelöffel Beeren zerdrücken, mit 1 Tasse Wasser überbrühen. Tagsüber bis zu 2 Tassen schluckweise trinken.
Kauen: 6–10 Beeren, tagsüber gekaut, wirken wie Tee.
Wacholderbeerenkur nach Kneipp: Hilft bei Verdauungsbeschwerden.

Einnahme: Am ersten Tag 4, dann täglich 1 Beere zusätzlich kauen (d. h. am zweiten Tag 5, am dritten Tag 6 usw.). Bis 15 Beeren steigern und dann täglich wieder um 1 Beere bis 4 Stück reduzieren.

Wacholdergeist: Eignet sich ausgezeichnet zum Einreiben bei Rheuma, Flechten und Hautausschlägen.

Wacholderöl: Hat durch seine hautreizende Wirkung einen schmerzlindernden Einfluß bei chronischen Gelenkleiden.

Anmerkung: Eine Überdosis Wacholderbeeren kann die Nieren reizen. Deshalb sind die vorgeschriebenen Mengen unbedingt einzuhalten. Eine Kur darf nicht länger als 6 Wochen dauern. Bei Nierenentzündungen und während der Schwangerschaft sind Wacholderkuren untersagt.

Wallwurz, Beinwell (Symphytum officinale)

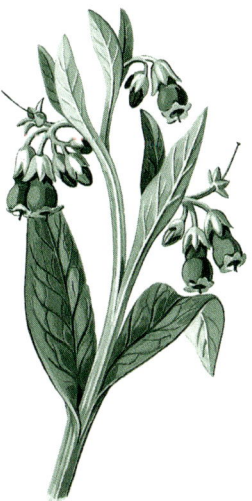

Wirksame Pflanzenteile: Wurzeln, Blätter.

Sammelzeit: März–April.

Inhaltsstoffe: Allantoin, Alkaloide, Gerbstoffe, Schleim, Asparagin, Ohlin, Inulin, Saponin, Mineralien, Calcium, Phosphor, Eisen, Mangan, Kobalt und Kieselsäure sowie die Vitamine B_1, B_2, B_{12}, C und P.

Wirkung: Kallusbildend, abschwellend, kühlend, schmerzstillend, zusammenziehend, reizmildernd, entzündungshemmend, schleimlösend.

Heilanzeigen: Knochen- und Gelenkerkrankungen, Rheuma, Verstauchungen, Blutergüsse, Quetschungen, Prellungen, Sport- und Unfallverletzungen.

Zubereitung/Anwendung:

Wallwurz wird nur als Mischtee verabreicht. Mischung: 20 g Wallwurz-Wurzeln (zellgewebsfördernd), 20 g Brennesselblätter (reinigend), 20 g Teufelskrallenwurzeln (entgiftend), 20 g Weidenrinden (schmerzstillend), 20 g löwenzahnwurzeln (stoffwechselanregend).

Tee-Aufguß: 1 Teelöffel mit 1 Tasse Wasser überbrühen, 10 Minuten ziehen lassen, absieben, ungesüßt 3mal täglich trinken.

Umschläge mit Wurzelbrei: Wurzeln waschen, zerkleinern, trocknen, fein zermahlen, mit heißem Wasser zu einem Brei verrühren, auf ein Stück Leinen 1/2 cm dick auftragen, einschlagen und warm auflegen.

Anmerkung: Für oben erwähnte Heilanzeigen wird oft auch Tinktur oder Wallwurzsalbe zum Einreiben verwendet. Für innerliche Anwen-

«Symphytum» wurde im Altertum bei Knochenbrüchen angewendet. «Symphein» bedeutet im Griechischen «zusammenwachsen».

dungen ist Wallwurz in hoher Dosierung nicht unbedenklich, da die in ihm enthaltenen Alkaloide hochgiftig und nach längerer Anwendung leberschädigend sind.

Weißdorn (Crataegus oxyacantha)

Im frühen und späten Mittelalter wurde die Heilkraft des Weiß-dorns zur Leistungs-steigerung bei älteren Menschen eingesetzt. Quercentanus, Leibarzt Heinrichs IV. von Frank-reich, bereitete für den König den «sirupus senelorum» zu. Er be-handelte ihn damit ge-gen Antriebsarmut, Vergeßlichkeit und Jähzorn.

Wirksame Pflanzenteile: Blüten, Blätter, Beeren, Kraut.
Sammelzeit: Mai–Juni Blüten und Blätter, August–September Früchte.
Inhaltsstoffe: Flavonoide, ätherische Öle.
Wirkung: Herzstärkend, durchblutungsfördernd (Herzkranzgefäße), blutdruckregulierend, infarktvorbeugend.
Heilanzeigen: Altersherz, Bluthochdruck (Hypertonie), Herzmuskel-schwäche nach Infektionen, Herzrhythmusstörungen, Durchblu-tungsstörungen (Infarktgefahr).
Zubereitung/Anwendung:
Tee-Aufguß: 1 Teelöffel Blüten und Blätter mit 1 Tasse Wasser überbrühen, 5 Minuten ziehen lassen, absieben und ungesüßt 3mal täglich 1/2 Stunde nach den Mahlzeiten schluckweise trinken.
Frischpflanzentropfen: Von einer Mischung aus 20 ml Weißdorn-beerentinktur (herzstärkend), 10 ml Melissentinktur (herzberuhigend), 10 ml Herzgespanntinktur (durchblutungsfördernd), 5 ml Arnikatinktur (gefäßerweiternd) und 5 ml Passionsblumenkrauttinktur (entspan-nend) 3mal täglich 15–25 Tropfen in wenig Wasser vor den Mahl-zeiten einnehmen. Crataegus-Tinktur ist in Apotheken erhältlich.
Badezusatz: Siehe Abschnitt «Bäder».
Anmerkung: Weißdorn gilt als ideales Herzstärkungsmittel.
Er kann und soll kurmäßig über Jahre hinweg eingenommen werden. Nebenwirkungen sind keine bekannt.

Wermut (Artemisia absinthium)

Pfarrer Kneipp gab den Rat: «Wer am Magen oder an der Leber lei-det, der greife statt nach der Prise Tabak ein- oder zweimal täg-lich nach Wermut-pulver.»

Wirksame Pflanzenteile: Kraut, Blätter.
Sammelzeit: Juni–September.
Inhaltsstoffe: Ätherische Öle mit Thujon, Bitterstoffe, Gerbstoffe, organische Säuren.
Wirkung: Gallenanregend, verdauungsfördernd, krampflösend, keimhemmend, blähungshemmend.

Heilanzeigen: Appetitlosigkeit, Verdauungsstörungen, Druckgefühl im Magen, Übersäuerung des Magens.

Zubereitung/Anwendung:

Tee-Aufguß: 1 Teelöffel mit 1 Tasse Wasser überbrühen, 5 Minuten ziehen lassen, absieben und ungesüßt nach den Mahlzeiten 3mal täglich schluckweise trinken.

Auszug: 6–8 Tropfen in wenig Wasser, höchstens 3mal täglich.

Pulver: 1 Messerspitze morgens und abends einnehmen.

Anmerkung: Bei längerer Anwendung besteht Suchtgefahr. Das hochgiftige Thujon kann außerdem schwere Schäden am Zentralnervensystem bewirken (Krämpfe, Bewußtlosigkeit). Biogärtner behandeln Beeren und Gemüse mit starkem Wermuttee. Bekämpft Schädlinge und Ungeziefer.

Zinnkraut, Schachtelhalm (Equisetum arvense)

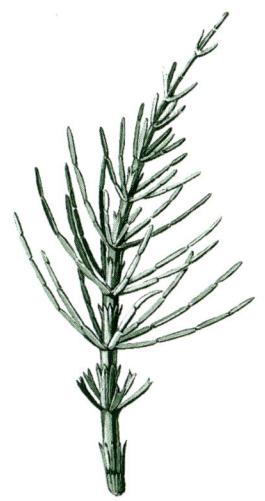

Wirksame Pflanzenteile: Teile der Sommerwedel (Kraut, Katzenschwanz).

Sammelzeit: Juni–September.

Inhaltsstoffe: Kieselsäure, Saponine (u.a. Equisetin), Flavonoide, Nikotin.

Wirkung: Harntreibend, entzündungshemmend, bindegewebestärkend, blutungshemmend, wundheilend.

Heilanzeigen: Entzündungen der Harnwege, Rheuma, Gicht, Bindegewebsschwäche, Allergien, Verdickung des Gewebes bei Lungenerkrankungen. Obwohl noch nicht nachweisbar, deuten jahrhundertelange Erfahrungen auf eine gewebeaufbauende und gewebestärkende Heilwirkung hin. Die Pflanze eignet sich zur Heilung tuberkulöser Lungen besonders gut.

Zubereitung/Anwendung:

Tee-Aufguß: 1 gehäufter Teelöffel mit 1 Tasse Wasser überbrühen, 5–8 Minuten ziehen lassen, absieben und 3mal täglich 1 Tasse Tee langsam trinken.

Sitzbad: 1 Handvoll Zinnkraut 5 Minuten in 1 Liter Wasser kochen und dem Sitzbad beigeben.

Fußbad: Gegen Fußschweiß, Zubereitung wie Sitzbad.

Anmerkung: Um Kieselsäure zu gewinnen, muß die Pflanze ca. 20 Minuten gekocht werden. Starker Zinnkrauttee verhindert Braunfäule bei Tomaten und Mehltau bei Rosen.

Früher schätzten die Hausfrauen den Schachtelhalm als vorzügliches Zinnputzmittel (Kieselsäure).

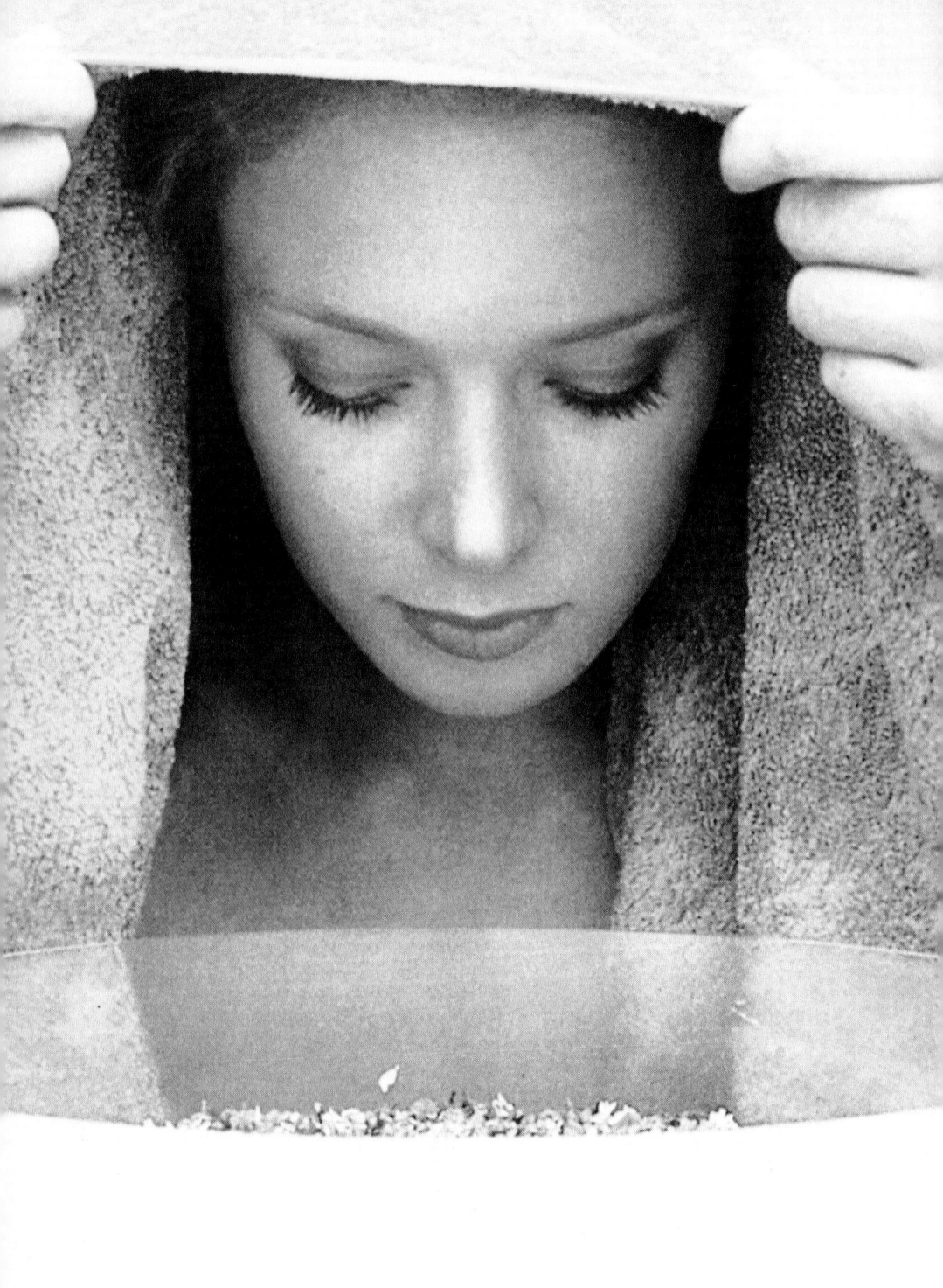

Kräuter für die Schönheit

Gesichtsmasken, Dampfbäder und Kompressen

«Wahre Schönheit kommt von innen», sagt ein altes Sprichwort. Ein gesunder, ausgeglichener Mensch hat eine andere Ausstrahlung als ein an Leib und Seele erkrankter. Wie ägyptische Funde aus dem 5. Jahrtausend v. Chr. beweisen, haben die Menschen schon früh die große Bedeutung der Hautpflege erkannt. Ziel der Schönheitspflege war immer schon, den Alterungsprozeß von Körper und Haut hinauszuzögern. Die Natur hält dazu eine Fülle von Heilmitteln bereit.

Masken für reine Haut und
strahlendes Aussehen

Gesichtsmasken

Hautpflege sollte nicht nur von außen, sondern auch von innen erfolgen. Eine der Hauptursachen unreiner Haut ist z. B. Verstopfung. Masken werden 2–3mal wöchentlich auf die gereinigte Haut aufgetragen. Die Augenpartie muß stets ausgespart werden. Während die Maske einwirkt, empfiehlt es sich, zu entspannen.

Masken für unreine Haut

Hefe mit lauwarmer Milch zu dickem Brei anrühren, auf das gereinigte Gesicht auftragen, 15–20 Minuten einwirken lassen, mit den Fingerspitzen abrubbeln und warm und kalt nachwaschen. Abschließend Gesicht eincremen.

Heilerde mit Kamillentee oder Karottensaft zu dickem Brei anrühren, auf das Gesicht auftragen, 15–20 Minuten einwirken lassen, mit warmem Wasser abwaschen, kalt nachwaschen und das Gesicht eincremen.

Masken gegen fettige Haut

1 Eßlöffel Kieselerde mit 1 Eßlöffel Honig und etwas Milch verrühren, auf das Gesicht auftragen, 20 Minuten einwirken lassen, warm abwaschen und kalt nachwaschen.

Gesicht mit Zitronensaft einreiben, 10–15 Minuten einwirken lassen und mit lauwarmem Wasser abwaschen.

1 Teelöffel Arnikablüten in $1/4$ Liter Wasser aufkochen, 3 Teelöffel Mandelkleie und $1/2$ Teelöffel Weizenkeimöl dazumischen, zu Brei verrühren, auf das Gesicht auftragen, 30 Minuten einwirken lassen, warm abwaschen und kalt nachwaschen.

Masken gegen schlaffe und faltige Haut

1 Eßlöffel Mandelkleie, 1/2 Eigelb und 1/2 Eßlöffel Bienenhonig zu Brei verrühren, auf das Gesicht auftragen, 20–30
Minuten einwirken lassen, warm abwaschen und kalt nachwaschen. Die Maske kann jeden zweiten Tag angewendet
werden.

1 Eßlöffel Heilerde mit Honig und Wasser zu Brei verrühren,
auftragen, 30 Minuten einwirken lassen, warm abwaschen,
kalt nachwaschen und anschließend das Gesicht gut eincremen. Die Maske kann täglich angewendet werden.

1 Gurke im Mixer zerkleinern, mit Schnee von 1 Eiweiß und
2 Eßlöffeln Honig verrühren, auf das Gesicht auftragen, nach
40–60 Minuten warm abwaschen und kalt nachwaschen.
Die Maske kann jeden zweiten Tag angewendet werden.

Frische, reife Erdbeeren mit der Gabel zerdrücken, mit
1 Teelöffel Honig und Sahne zu Brei verrühren, auf das
Gesicht auftragen, 20 Minuten einwirken lassen, warm
abwaschen und kalt nachwaschen.

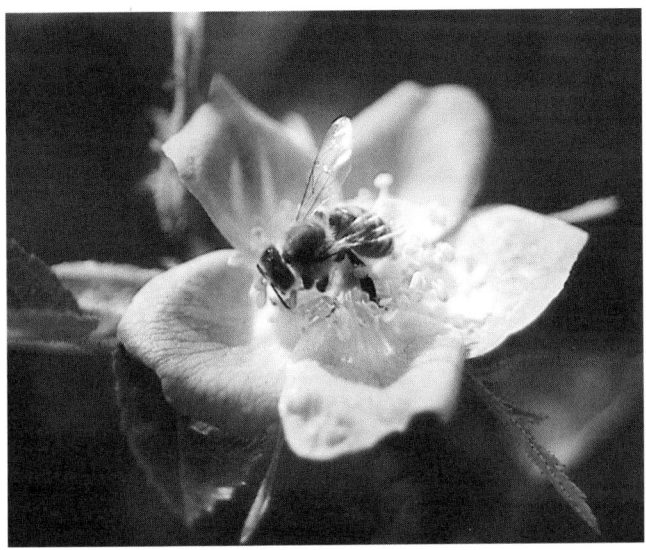

Bienenhonig wirkt pfle-
gend bei sensibler,
spröder und rissiger
Haut, antibakteriell bei
unreiner und straffend
bei alternder Haut.
Honig soll nur in war-
mem, nicht kochend
heißem Wasser aufge-
löst werden.

Masken sind eine wunderbare Hilfe bei den verschiedensten Hautproblemen.
Sie reinigen, pflegen, beruhigen, straffen, erfrischen und fördern die Durchblutung der Haut.

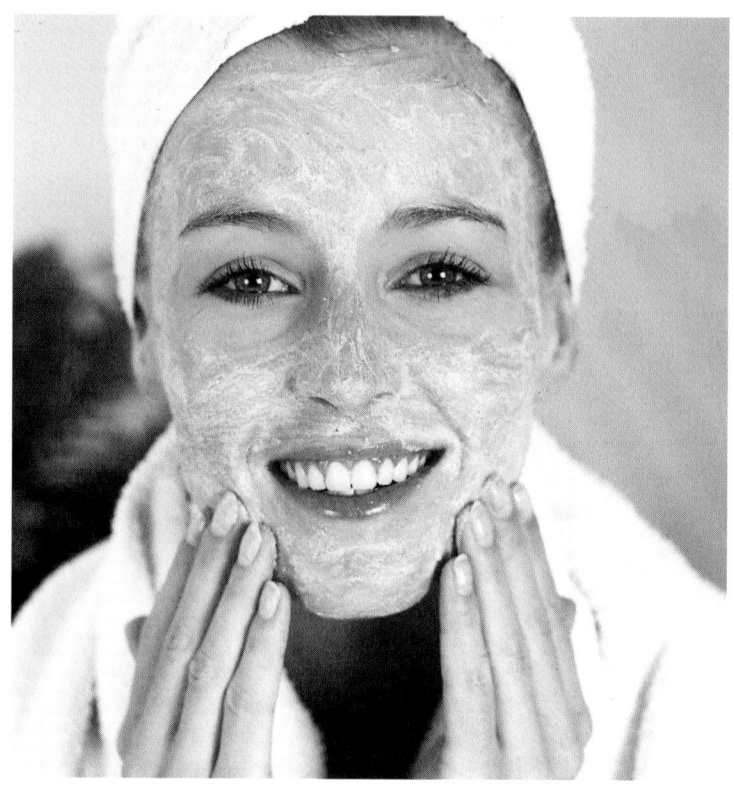

Masken für trockene Haut

1 zerquetschte Banane mit etwas Weizenkeimöl zu einem Brei verrühren, bleistiftdick auf das Gesicht auftragen, 1 Stunde einwirken lassen, mit warmem Wasser abwaschen und kalt nachwaschen.

1 Eßlöffel Mandelkleie mit 1/2 Teelöffel Leinsamenmehl mischen, mit 2 Eßlöffel kochendem Wasser verrühren, auf das Gesicht auftragen, 20 Minuten einwirken lassen, warm abwaschen und kalt nachwaschen.

1 Eßlöffel Bienenhonig mit Weizenkeimöl anrühren, auf das Gesicht auftragen, 20–30 Minuten einwirken lassen, warm abwaschen und kalt nachwaschen.

Gesichtsdampfbäder

Damit die Poren gründlich gereinigt und abgestorbene Hautzellen entfernt werden, benötigt die Haut von Zeit zu Zeit eine Tiefenreinigung. Dazu eignen sich Gesichtsdampfbäder und -kompressen.

1 Handvoll Kräuter oder Blüten mit 1 Liter heißem Wasser übergießen (nicht kochen, da sonst wertvolle Wirkstoffe verlorengehen), Gesicht tief über die dampfende Schüssel halten, ein Frottiertuch zeltförmig über Kopf und Schüssel ausbreiten.
Nach dem Dampfbad Gesicht erfrischen. Bei unempfindlicher Haut Gesicht mit eiskaltem Wasser abspritzen. Trockene oder Mischhaut mit lauwarmem Wasser oder lauwarmer Milch befeuchten.
Nach einem Dampfbad ist die Haut für eine anschließende leichte Gesichtsmassage oder eine Gesichtsmaske gut vorbereitet.

Gesichtsdampfbad für alternde Haut

20 g Schachtelhalmblätter	bindegewebefestigend
20 g Rosmarinblätter	reinigend
20 g Lavendelblüten	entspannend
20 g Schafgarbenblüten	durchblutungsfördernd
20 g Kamillenblüten	entzündungshemmend

2–3 Eßlöffel in 1 Liter Wasser aufkochen, Kochtopf vom Feuer nehmen und Gesicht während 10 Minuten über den aufsteigenden Dampf halten. Nach der Behandlung während 1/2 Stunde nicht ins Freie gehen.

Gesichtskompressen

1 Handvoll Kräuter mit 1 Liter heißem Wasser übergießen, 10 Minuten ziehen lassen, absieben, eine zweite Schüssel mit kaltem Wasser füllen und zwei saubere Tücher bereitlegen. Ein Tuch in das heiße Kräuterwasser eintauchen, ausdrücken und so heiß wie möglich auf das gereinigte Gesicht auflegen. Nach ca. 10 Minuten Tuch wegnehmen, das zweite Tuch in das kalte Wasser tauchen, ausdrücken und dieses ca. 5 Minuten auf das Gesicht legen. Den ganzen Vorgang 3mal wiederholen. Dem kalten Wasser Eiswürfel zufügen, den warmen Kräuteraufguß warmhalten. Bei geplatzten Äderchen nur lauwarme Kräuterkompressen auflegen.

Temperatur und Dauer richten sich nach der Beschaffenheit der Haut.

Normale Haut:
5 Minuten, heiß.

Trockene Haut:
2–3 Minuten, feucht-warm (nur gelegentlich anwenden).

Fette, unreine Haut:
8–10 Minuten, heiß.

Alternde Haut:
je nach Beschaffenheit der Haut max. 10 Minuten, feucht-warm bis heiß.

Natürlich schön mit Heilkräutern

**Heilkräuter und ihre Wirkung
in der Schönheitspflege**

Alant

Sammelzeit: Herbst.
Inhaltsstoffe: Inulin, ätherische Öle, Alantsäure, Kampfer, Azulen und Wachs.
Anwendung: Feingeschnittene Wurzel abkochen, absieben und Sud als Kompresse anwenden.
Wirkung: Wirkt bei unreiner Haut.

Arnika

Sammelzeit: März–April Wurzeln, Juni–August Blüten.
Inhaltsstoffe: Ätherische Öle, Gerbstoffe.
Anwendung: Gesichtsdampfbad.
Wirkung: Wirkt bei unreiner Haut.

Fenchel

Sammelzeit: August–September Samen, Oktober Wurzeln.
Inhaltsstoffe: Ätherische und fette Öle, Eiweißsubstanzen.
Anwendung: Gesichtsdampfbad. Einige Teelöffel Fenchelsamen in einem Mörser zerstoßen und mit kochendem Wasser übergießen.
Wirkung: Öffnet verstopfte Poren, wirkt reinigend.
Der hohe Ölgehalt wirkt bei trockener und spröder Haut glättend.

Johanniskraut

Sammelzeit: Juni–August blühende Stengel.
Inhaltsstoffe: Bitterstoffe, Gerbstoffe, Kohlenhydrate, Harz, Eiweiß, verschiedene Säuren.
Anwendung: Gesichtskompresse oder -dampfbad.
Wirkung: Die heilenden Kräfte des Johanniskrauts wirken reinigend, erfrischend und belebend. Sie werden von der fettigen, unreinen Haut ebensogut vertragen wie von der leicht entzündeten Mischhaut.

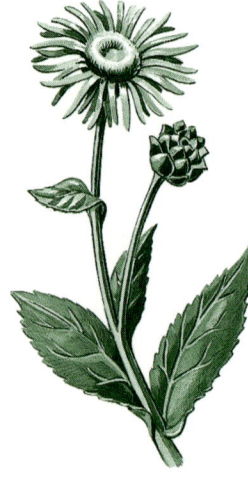

**Alant
(Inula helenium)**
Von der Schulmedizin weitgehend vernachlässigt, spielt der Alant in der Volksmedizin eine große und vielfältige Rolle. Alantwein z. B. gilt als gutes Hausmittel gegen Appetitlosigkeit und Schwäche.

Borretsch

Sammelzeit: Anfang Sommer.
Inhaltsstoffe: Pflanzliche Schleimstoffe, ätherische Öle, Gerbstoffe.
Anwendung: Gesichtskompresse.
Wirkung: Wirkt bei welker, müder und schlecht durchbluteter Haut erfrischend und durchblutungsfördernd.

Huflattich

Sammelzeit: März–April Blütenköpfe, Mai–Juni Blätter.
Inhaltsstoffe: Ätherische Öle, Gerbstoffe, Kalium, Natrium, Calcium, Magnesium und Schwefel
Anwendung: Gesichtsdampfbad.
Wirkung: Der Schwefelgehalt des Huflattichs eignet sich besonders gut, um unschöne Merkmale der fettigen Haut zu bekämpfen. Huflattich wirkt gegen Hautunreinheiten und bringt Entzündungen schnell zum Abklingen.

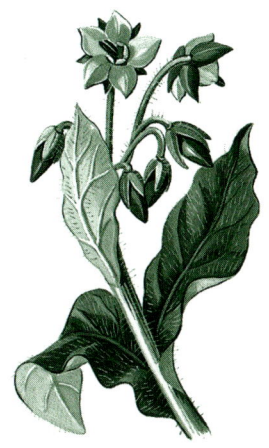

**Borretsch
(Borago officinalis)**
Die vielästige Pflanze mit den blauen Blüten wird als Küchenkraut angepflanzt. Borretschtee ist sehr erfrischend und nützlich gegen Rheumatismus.

Kamille

Sammelzeit: Mai–Juni Blütenköpfchen.
Inhaltsstoffe: Ätherische Öle, Harz, Wachs, organische Säuren und das kostbare Kamillenöl.
Anwendung: Gesichtskompresse oder -dampfbad. Als Gesichtskompresse drei Anteile Kamille mit je einem Anteil Lindenblüten, Rosmarin und Salbei mischen. Kräutermischung in einen Mullsack geben, kurz in kochend heißes Wasser tauchen, trockenes Mulltuch über das Gesicht breiten und Mullsackkompresse, so heiß wie möglich, darüberlegen. Auflage mit heißer Kompresse wiederholen.
Wirkung: Wirkt bei trockener und spröder Haut klärend, reinigend, beruhigend und entzündungshemmend.

Lindenblüten

Sammelzeit: Juni–Juli.
Inhaltsstoffe: Glykoside, pflanzlicher Schleim, ätherische Öle, Vitamin C.
Anwendung: Lauwarme Kompresse bei entzündeter Haut. Kalte Kompresse bei normaler Haut.
Wirkung: Wirkt entschlackend und reinigend. Regelmäßig angewendet, verfeinert die Lindenblüte die Gesichtsfarbe.

Melisse

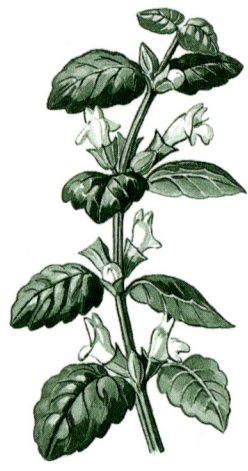

Sammelzeit: Mai–Juni.
Inhaltsstoffe: Mineralsalze, Gerbstoffe, ätherische Öle.
Anwendung: Gesichtskompresse.
Wirkung: Wirkt erfrischend und entkrampfend bei müder, alternder oder fettiger Haut. Bewährt sich auch bei Migräne.

Rosmarin

Sammelzeit: März–Mai vor der Blütezeit.
Inhaltsstoffe: Ätherische Öle, Gerbstoffe, Flavonide.
Anwendung: Gesichtsdampfbad oder -kompresse. Gemischt mit Rosmarin und Malve 2mal wöchentlich anwenden.
Wirkung: Wirkt bei müder Haut durchblutungsfördernd, erfrischend, gefäßerweiternd und belebend.

Melisse
(Melissa officinalis)
Die Melisse wird auch Frauenkraut, Frauenwohl, Herztrost, Bienenblatt, Wanzen- und Pfaffenkraut genannt. Sie dient auch der Nerven-, Herz- und Magenstärkung.

Salbei

Sammelzeit: Mai–Juni vor der Blütezeit.
Inhaltsstoffe: Ätherische Öle, Kampfer, Gerbstoffe, Stärke und Eiweiß.
Anwendung: Gesichtskompresse oder -dampfbad. Mit Zinnkraut und Kamille gemischt, läßt sich Salbei als erfrischende Gesichtskompresse auflegen. Als Gesichtsdampfbad eignet sie sich bei beginnender Erkältung.
Wirkung: Wirkt bei unreiner Haut entzündungshemmend.

Pfefferminze

Sammelzeit: Mai – September.
Inhaltsstoffe: Menthol, Gerbstoffe, Bitterstoffe.
Anwendung: Die untere Gesichtshälfte und den Hals mit erkaltetem Aufguß besprühen (1 Handvoll Blätter für 1 Liter Wasser).
Wirkung: Festigt das Hautgewebe. Wirkt bei unreiner, großporiger Haut belebend und adstringierend.

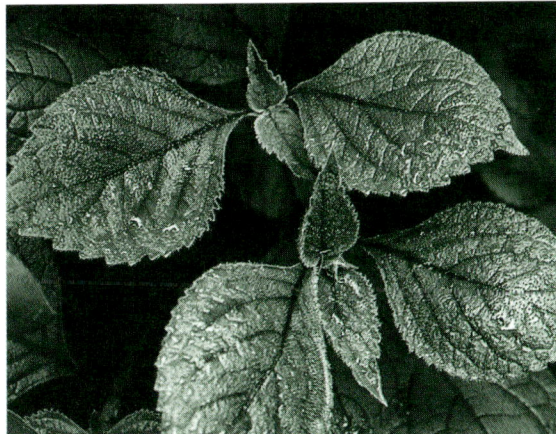

**Pfefferminze
(Menta piperita)**
Die Heilwirkung dieser Pflanze beruht im wesentlichen auf ihrem Gehalt an ätherischem Öl, doch hat es sich gezeigt, daß das isolierte Menthol viel weniger wirksam ist als die entsprechende Menge Pfefferminzblätter.

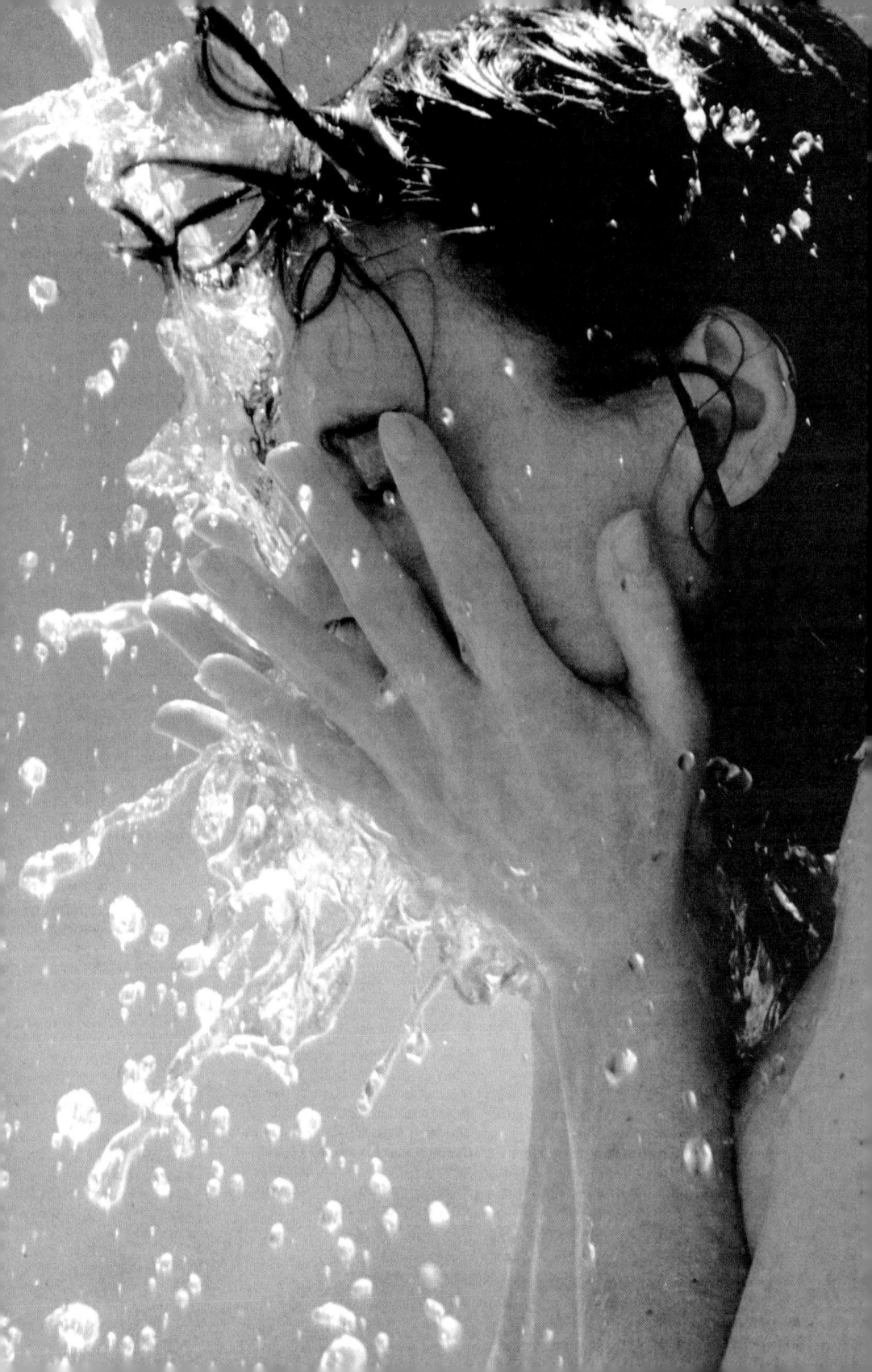

Wasseranwendungen

Die wunderbare Kraft des Wassers

«Wer immer die Wirkungen des Wassers versteht und in seiner überaus mannigfaltigen Art anzuwenden weiß, besitzt ein Heilmittel, welches von keinem anderen Mittel übertroffen werden kann.»
Sebastian Kneipp

Die historische Entwicklung der Wasserheilverfahren

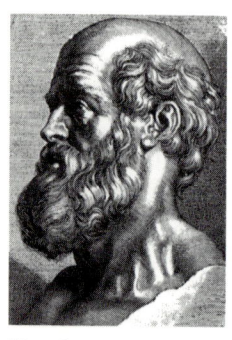

**Hippokrates,
469 – 377 v. Chr.**
Krankheiten haben ihre
Ursache in einer fal-
schen Mischung der
Körpersäfte. Davon ging
der Arzt von der Insel
Kos aus. Als Mittel, die
Säfte wieder ins Gleich-
gewicht zu bringen,
empfahl er eine Umstel-
lung der Lebensge-
wohnheiten, Spazieren-
gehen, Diät oder Fasten,
mehr Schlaf, gymnasti-
sche Übungen, Massa-
gen und verschiedene
Bäder. Viele Formen
moderner Wasseran-
wendungen waren auf
Kos bereits im Einsatz,
so verschiedene tempe-
rierte Vollbäder mit
gewöhnlichem und mit
Meerwasser.

Den Menschen der Antike war das Wasser heilig. Kulturdenkmäler beweisen, daß Völker der Antike, z.B. die Ägypter, Babylonier, Inder und Assyrer, das Wasser auch zu Heilzwecken verwendeten. Es war damals gesetzliche Vorschrift, neugeborene Kinder in kaltes Wasser zu tauchen und Frauen nach ihrer Niederkunft kalt baden zu lassen, damit sich ihre Gebärmutter rascher zusammenzog.

Die Griechen und Römer besaßen eine hochentwickelte Badekultur. Bei den Römern spielte sich das ganze gesellschaftliche, politische und kulturelle Leben in den prunkvollsten Badepalästen ab. In Kleinasien gab es schon 500 v. Chr. zwei bekannte Wasserkurorte, einen in Pergamon, den anderen in Epidauros auf dem Peloponnes. Beide waren dem Gott der Heilkunst, Asklepios, geweiht. Pindar, der griechische Odendichter, sagte: «Wasser ist das Beste», und Pytha-goras, Arzt, Philosoph und Mathematiker, empfahl seinen Anhängern neben vegetarischer Kost und viel körperlicher Bewegung das tägli-che kalte Bad zur Kräftigung von Körper und Geist. Hippokrates, der Vater der Heilkunde (469 v. Chr.), kannte ebenfalls schon kalte und warme Wasseranwendungen.

In Europa erwachte das Interesse für Heilbäder etwa im 12. Jahrhundert. Aber erst im Mittelalter erlebte das Badewesen in Deutschland eine besondere Blütezeit. Es gab damals keine Stadt, ja kein größeres Dorf ohne ein Badehaus, wo die Bürger auch zu Geschäften und zur Unterhaltung zusammenkamen. Die Badestuben wurden zum Sinnbild der damaligen Zeit. Im 16. und 17. Jahrhundert fanden sich Ärzte, die sich wieder an die Heilkraft des Wassers erinnerten.

James Currie beispielsweise empfahl Fieberkranken wäh-rend der Typhusepidemie 1787 in England Wasseranwendungen. In Deutschland machten der Arzt Dr. Siegmund Hahn (1664–1742) und sein Sohn Wasseranwendungen und beschrieben die Erfolge in ihrem Buch über die Wassertherapie.

Ein Jahrhundert später meldete sich Vinzenz Prießnitz (1799–1851) zu Wort. Er hatte bei Wild- und Haustieren beobach-tet, daß kaltes Wasser bei Verwundungen, Fieber usw. die Heilung förderte. Mit kalten Waschungen, Güssen, feuchten Umschlägen und Wickeln behandelte er seine Patienten und genoß den Ruf eines «Wasserdoktors». Viele «Wasserdoktoren» kamen damals

zu hohem Ansehen. Einer aber übertraf sie alle: Sebastian Kneipp.
Er erkannte als erster die Kraft des Wassers in seiner Ganzheit.
In 45jähriger Tätigkeit entwickelte er seine Kneippsche Ganzheits-
therapie. In Deutschland, Österreich und in der Schweiz gibt es heute
viele Anhänger der Kneippschen Heilmethode sowie Kneippsanato-
rien und Kneippkurhäuser.

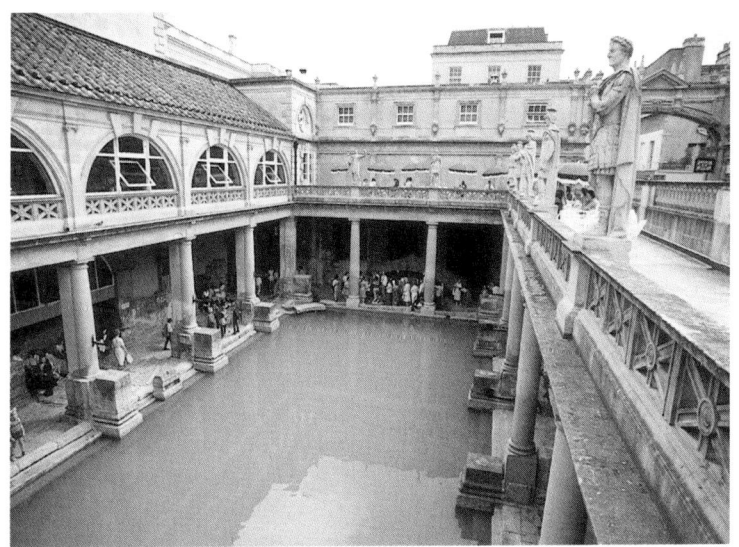

**Das römische Bad in
Bath, England**
Das Badekonzept der
Griechen wurde durch
die Thermen der
Römer verwirklicht.
Claudius Galenus, 129–
200, berühmter Leibme-
dikus von Kaiser Marc
Aurel, diktierte für das
tägliche Bad ein genau
den Thermen entspre-
chendes 4-Punkte-Pro-
gramm:
1. Umtemperieren im
Warmluftraum,
2. ein heißes Bad,
3. darauf ein kaltes Bad,
4. zuletzt sich den
Schweiß abreiben und
salben, «um den Leib
gegen die Witterung zu
panzern».

Die Bedeutung der Wassertherapie für den Körper

Viele Menschen verweigern Kaltwasseranwendungen nur darum,
weil sie vor der Kälte Angst haben. Sie wissen nicht, daß sie nur
deswegen frieren, weil sie jede Kälte meiden. Der Körper ist jedoch
auf Ausgleich eingestellt, denn nur so können Reize aus der Umwelt
richtig beantwortet werden. Wasserbehandlungen lösen mechani-
sche, chemische und thermische Reaktionen im menschlichen
Organismus aus. Wasser wirkt als Reiz auf Kreislauf, Stoffwechsel
und Nervensystem, was eine heilsame Reaktion erzeugt. Kaltes
Wasser bewirkt die Verengung der Blutgefäße, der die Erweiterung
mit angenehmer Erwärmung folgt. Kaltes Wasser wird nur beim gut
durchwärmten Körper angewendet.

Warmes Wasser läßt die Gefäße erschlaffen und entspannen. Warme Anwendungen beendet man möglichst mit kurzem, kal-

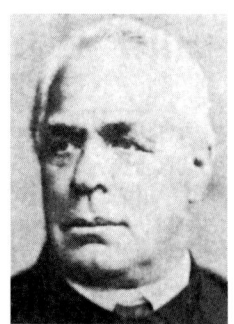

tem Guß. Selbst bei sehr milden Kurbehandlungen kann sich der Stoffwechsel und der Blutdruck des Menschen verändern. Die Behandlung der Haut mit warmem und kaltem Wasser hat noch weitere Vorteile: Die Haut wird gereinigt und in ihrer Aufgabe als wichtigstes Entgiftungsorgan gestärkt; die Wärmeregulation wird gefördert. Durch diese «Gefäßgymnastik» wird das Wechselspiel der Nerven, die für die Gefäßverengung oder -erweiterung verantwortlich sind, ins Gleichgewicht gebracht.

Sebastian Kneipp,
1821–1897
Durch radikale Selbstversuche mit Wasser selbst von schwerer Krankheit genesen, wurde der bayerische Pfarrer zur zwar umstrittenen, aber unbestrittenen Autorität für Wasserheilmethoden. Kneipps Name steht noch heute gleichbedeutend für Wasserheilkunde. Erfunden hat er sie nicht. Aber er hat die Erfahrungen seiner Vorgänger systematisiert, ausgebaut und die heute noch gültigen Techniken erarbeitet. Und er hat Heilanzeigen für die einzelnen Methoden und Techniken festgelegt, die heute noch Bestand haben.

Die ableitende Wirkung des Wassers

Man kann schon durch sogenannte kleine Anwendungen, mit einem Arm- oder Fußbad, eine Ableitung bewirken: Mit Armgüssen, Armbädern, Knie- und Schenkelgüssen, Fußbädern und Wassertreten leitet man vom Kopf in die Beine, von der Brust und besonders vom Herzen in die Arme oder Beine, vom Leib in die Beine und von den Beinen in den Leib ab. Mit wenigen Ausnahmen (zu ihnen gehören z. B. Aderlaß und Lymphdrainage) sind ableitende Maßnahmen bewährte Hausmittel. Richtig angewendet, sind sie unschädlich und heilungsfördernd. Sie ersparen oft fiebersenkende Medikamente.

Grundregeln für kalte Anwendungen
- Kalte Anwendungen dürfen immer nur mit warmem Körper durchgeführt werden.
- Je kälter das Wasser, um so kürzer die Anwendung.
- Je wärmer der Körper, um so größer die Reaktion.
- Nach jeder Kaltanwendung sofort zurück ins warme Bett.
- Nach Kaltwasseranwendungen wird in der Regel nicht abgetrocknet, das Wasser wird nur mit der Hand abgestreift.
- Zwei Stunden vor oder nach den Mahlzeiten werden keine kalten Wasseranwendungen durchgeführt.
- Die Pausen zwischen den einzelnen Anwendungen sollen mindestens zwei Stunden betragen.
  Ausnahme: Serienwaschung bei Fieber.
- Sie sind immer nur ein paar Sekunden lang auszuführen.

Grundregeln für warme Anwendungen
- Bei warmen Teilanwendungen muß der Körper eine gute Naturwärme aufweisen.

- Naturwärme wird durch ausgiebige Bewegung erreicht. Fehlt die Naturwärme, so wird der Körper durch aktive Bewegung oder durch ein warmes Bad von 36–38 °C und einer Badedauer von 10–20 Minuten erwärmt.
- Die Wassertemperatur ist immer mit dem Thermometer zu bestimmen.
- Normale Badedauer: 10–20 Minuten.
  Dauer eines ansteigenden Bades: 10–15 Minuten.
  Dauer eines Wechselbades: 10 Minuten warm
  und 10 Sekunden kalt.
- Wassertemperaturen: warmes Bad: 36–38 °C, ansteigendes Bad: beginnend mit 35 °C und endend mit 40 °C, Wechselbad: warm 36–38 °C, kalt 8–18 °C.

Temperaturskala:

0 °C	eiskalt
1–18 °C	kalt
18–22 °C	temperiert
22–32 °C	zu geringe Reaktion
33–35 °C	Indifferenz- oder Haut- temperatur
36–38 °C	warm
39–41 °C	heiß
42–44 °C	sehr heiß
45–56 °C	für Tauch- bäder noch erträglich
57 °C	Verbrühung
80 °C	Eiweißgerin- nung (Tod)

Tau- und Wassertreten

Tau- und Wassertreten sind durch ihre ableitende Wirkung ausgezeichnete Mittel, um Blutstauungen im Kopf oder in der Brust zu beheben. Als Tautreten wird das morgendliche Schreiten durch taunasses Gras bezeichnet. Es ist in hohem Maße erfrischend und nervenstärkend. Möglicherweise haben auch die elektromagnetischen Strahlen, die besonders am Morgen aus der Erde strömen, eine wohltuende Wirkung. Vielleicht enthalten auch die Tautropfen in unmeßbar geringer Menge Radium, das ein allgemeines Wohlbefinden erzeugt. Tautreten darf etwa eine Viertelstunde währen.

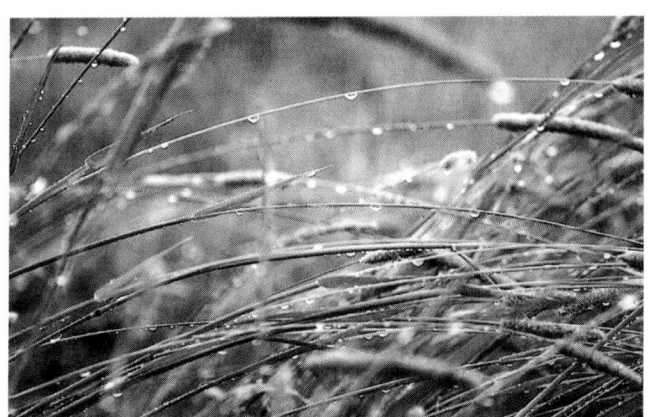

«Das Gehen im nassen Gras gehört zur Noblesse. Es gibt kaum etwas Behaglicheres, als im frischen Tau barfuß zu gehen, und zwar je länger, desto besser.»
Sebastian Kneipp

Kälteempfindliche Leute und solche mit Unterleibskatarrhen, insbesondere der Harn- und Unterleibsorgane, sollten Tautreten unterlassen. Anschließend Füße gründlich trocken- und warmreiben.

Noch stärker und rascher werden Blutstauungen durch Wassertreten abgeleitet. Reines Quell- oder Bachwasser eignet sich dafür am besten. Als Ersatz kann aber auch eine Wanne benützt werden. Die Anwendungsdauer sollte 3 Minuten nicht überschreiten. Während des Tau- und Wassertretens darauf achten, daß reine Morgenluft in die Lungen eingeatmet wird. Durch die reichliche Sauerstoffzufuhr wird die gesamte Blutzirkulation von innen angeregt und die Lebenskraft gestärkt.

Wohlbefinden durch Kräftigung. Kräftigung durch Abhärtung. Das Wassertreten geschieht am besten in reinem Quell- oder Bachwasser.

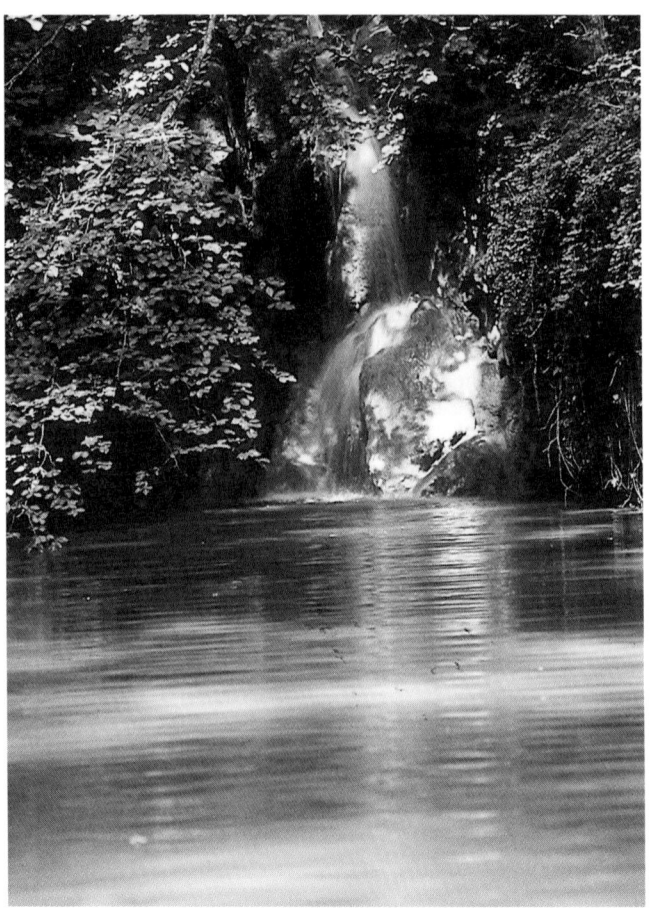

Güsse und Ganzwaschungen

Die Kneippschen Güsse werden kalt, warm, im Temperaturwechsel oder heiß verabreicht. Fast immer wird mit kühlem oder kaltem Wasser geendet. Die Aufgabe der Güsse besteht darin, intensive Wirkungen auf schonende Weise hervorzurufen. Jeder Guß beginnt an der herzentferntesten Stelle, wodurch eine Schockwirkung verhindert werden kann. Die warmen Güsse sind von längerer Dauer, d. h. 3–5 Minuten. Kalte Güsse dagegen dauern höchstens 30 Sekunden.

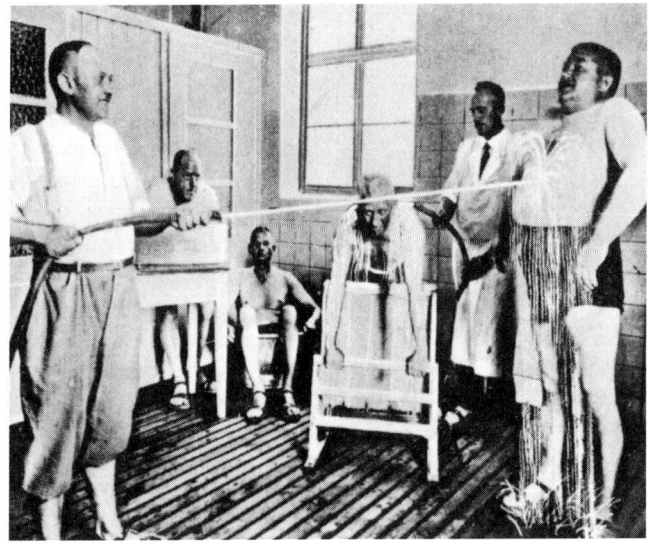

Kneippsche Wasseranwendungen auf einer Postkarte des Jahres 1935.

Folgende Regeln sind zu beachten:

Auf der Haut verbleibendes Wasser mit der Hand abstreifen, ins Bett gehen oder für Erwärmung sorgen (warme Kleidung oder Bewegung). Schwache Reize fördern die Lebenskraft, starke Reize hemmen sie, und sehr starke Reize heben sie auf. Der Guß soll mit einer Dusche ohne Brausekopf erfolgen oder einfach mit einer Gießkanne ohne Brause. Das Wasser soll fließen, es soll nicht aufprallen oder wegspritzen, es soll sich wie ein Mantel über die Haut legen. Damit die Füße nicht kalt werden, stellt man sich am besten auf einen Rost in die Wanne.

Gesichtsguß

Er wirkt ausgesprochen erfrischend bei geistiger Müdigkeit, Mattheit, bei Konzentrationsschwäche und Überanstrengung der Augen (z. B. für Autofahrer). Für Gesichtsgüsse wird immer nur kaltes Wasser verwendet. Gerade von der Lebensmitte an sind sie ein erstaunliches Mittel zur Straffung und Stärkung der Gesichtshaut.

Ausführung: Das Gesicht über die Badewanne nach vorne beugen, zunächst die rechte, dann die linke Gesichtshälfte und schließlich die Stirne abgießen. Abschließend umkreist man das ganze Gesicht.

Ein Guß für die Schönheit
Der Gesichtsguß erhält auf natürliche Weise Schönheit, Reinheit und Glätte der Gesichtshaut.

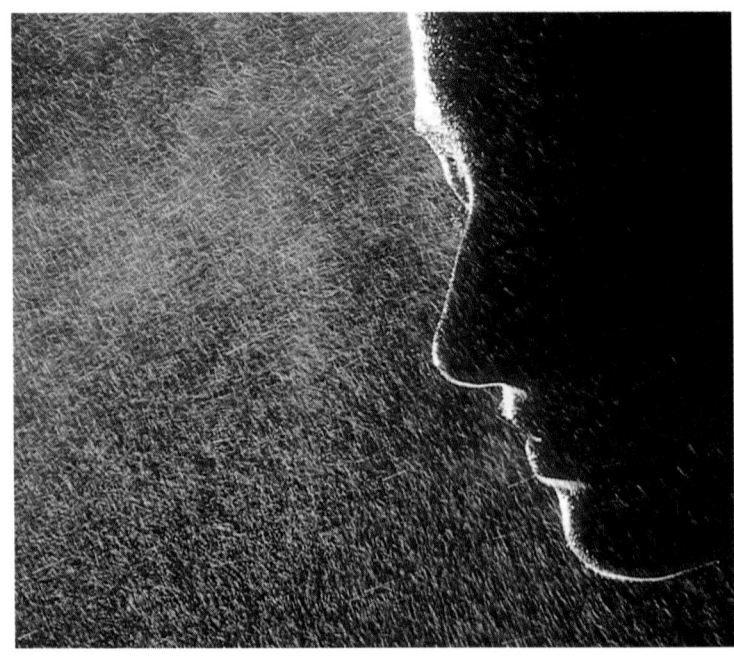

Armguß

Er regt die Zirkulation in den Armen an und hat eine ableitende Wirkung auf das Herz und die Kopfpartie. Er hilft bei chronisch kalten Händen und nervösen Herzbeschwerden. Er kann kalt, warm oder im Wechsel warm/kalt durchgeführt werden.

Ausführung: Der Guß beginnt am rechten Handrücken. Dann wird der Schlauch an der Arm-Außenseite langsam bis zur Schulter hoch- und auf der Arm-Innenseite zur Hand zurückgeführt. Dasselbe wiederholt man am linken Arm.

Kniequß

Er regt die Beine, die Unterleibsorgane und den Blutkreislauf an und wirkt ableitend auf die Kopforgane (bei Kopfschmerzen). Bei Krampfadern darf die Wassertemperatur 37 °C nicht überschreiten, und die Krampfadern dürfen nicht direkt begossen werden.

Ausführung: Man beginnt an den Zehen des rechten Fußes, geht dann seitlich neben dem Schienbein hoch, bis eine Handbreite über dem Knie. Dort verweilt man ca. 5 Sekunden unter leichtem Hin- und Herbewegen des Schlauches, bevor man an der Innenseite des Beines zum Fuß und zu den Zehen zurückkehrt. Dann behandelt man auf die gleiche Weise das linke Bein. Das Schienbein wird nicht begossen.

Rückenguß

Er ist eine starke Anwendung und für gut trainierte «Kneipper» sehr zu empfehlen. Er stärkt die gesamte Muskulatur des Rückens und sorgt für eine kräftige Durchblutung.

Ausführung: Damit der Guß rasch und korrekt durchgeführt werden kann, sollte er von einer zweiten Person ausgeführt werden.

Ganzwaschungen

Der gesunde Körper bedarf regelmäßig der Ganzwaschung, um die Haut zu reinigen und zu entschlacken, die Poren zu öffnen und die notwendige Ausscheidung zu erleichtern. Waschungen werden im Sommer mit kühlem, in der kalten Jahreszeit mit warmem Wasser vorgenommen. Will man die Blutzirkulation in einem bestimmten Körperteil erhöhen, muß dieser Teil einer Waschung unterzogen werden. Wichtig ist das anschließende Abfrottieren der Haut mit einem rauhen Tuch oder mit einer Hautbürste. Diese dient dazu, die durch Talg-, Fett- und Schweißrückstände verstopften Poren zu öffnen, so daß die Haut wieder atmen kann. Solche Waschungen können im Prinzip jeden Tag vorgenommen werden, nur sollte man sich danach angenehm erwärmt fühlen. Ist das nicht der Fall, läßt man die kalten Waschungen besser sein, denn zuviel Wärmeentzug ist für den Körper eher schädlich. Nach der Waschung reibt man die Haut trocken. Es empfiehlt sich, die Haut anschließend mit Avocadoöl oder einem anderen Hautfunktionsöl einzuölen.

Bei Rachen- und Luftröhrenkatarrhen, bei Bronchitis, bei Erkältungskrankheiten und bei Herzstörungen den Oberkörper kalt abwaschen. Dabei aber das Trockenreiben und die Ölmassage nicht vergessen. Den Unterleib bei Pfortaderstauungen, aber auch bei Venenentzündung, Beingeschwüren, also bei allen Stauungen in den Venen, abwaschen.

Dämpfe (Inhalationen)

Die heilkräftigende Wirkung der Kombination von Wasser und Luft ist schon lange bekannt. So benutzten bereits die Naturheilerinnen der Antike das befreiende Einatmen von Wasserdampf und Wohl-

Dämpfe
Fieber ist eine der wirksamsten Reaktionen des Körpers. Dampfbäder stimulieren die Fiebersituation: Giftstoffe im Körper werden aufgelöst und mit dem Schweiß ausgeschieden. Dampfbäder in allen Formen zählen zu den wichtigsten Entgiftungstherapien. Sie werden durch zusätzliche Anwendungen (Bäder, Waschungen, Wickel) wirksam unterstützt.

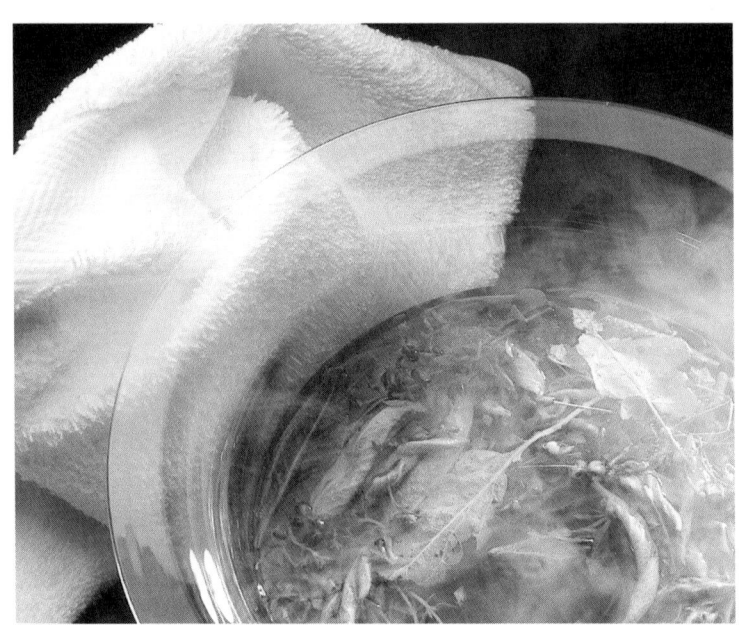

gerüchen bei schwer zu heilenden Krankheiten. Es ist noch gar nicht so lange her, daß Patienten mit Keuchhusten angehalten wurden, das intensive Aroma frisch gepflügter Felder zu inhalieren. Tuberkulosekranke begaben sich in die frische und reine Bergluft, und Asthmapatienten fanden Linderung in der mineralstoffreichen Luft der Salzbergwerke. Das Einatmen von feuchtheißem Dampf über abgekochtem Wasser, dem ätherische Öle, Heilkräuter oder Salze zugesetzt werden, lindert Beschwerden bei entzündlichen Erkrankungen der Atemwege, Kopf- und Nebenhöhlen sowie bei chronischer Bronchitis. Mit Kräuterzusätzen, Heilpflanzenölen oder Salzen für Dampfbäder sparsam umgehen, da sich wegen der intensiven Reizwirkung die Bindehaut der Augen leicht entzünden kann.

In der modernen Inhalationstherapie haben sich spezielle Inhalationsapparate und Aerosol-Zerstäuber durchgesetzt. Sie beugen Anfällen vor und werden für die Behandlung allergisch bedingter Bronchialkatarrhe eingesetzt. Auch das Einatmen von medizinischem Sauerstoff im Rahmen von Sauerstofftherapien oder bewußtes Atmen mit tiefen Lungen-Frischzügen in einem Heilklima gehört zu den Anwendungsmöglichkeiten des Inhalierens. Die Inhalation, ein wirkungsvolles Mittel der Erfahrungsheilkunde, ist heute aus der modernen Schulmedizin nicht mehr wegzudenken.

Gesundheitsbäder

Das Bad in der Wanne war früher für die meisten Menschen ein unerreichbarer Luxus. Heute ist es fast für jedermann selbstverständlich. Aber Bäder im Sinne der Naturheilkunde sind viel mehr als Reinigung: sie sind Medizin.

Folgende Bäder nach Kneipp sind für den Hausgebrauch bestimmt:

- Einfache Bäder mit nur kleinem Temperaturunterschied.

- Wechselbäder (warm und kalt im Wechsel).

- Ansteigende Bäder (die Temperatur des Wassers steigt an, z. B. von 35 °C auf 40 °C innerhalb von 15–20 Minuten).

Sie können alle als Voll- oder Teilbad genommen werden.

Armbad

Ein Armbad kann in vier Varianten durchgeführt werden:
- Ein kaltes Armbad dient der Linderung nervöser Herztätigkeit und der Erfrischung. Es regt die Zirkulation an und leitet Kopfschmerzen ab. Dauer: 20 Sekunden.
- Ein warmes Armbad wirkt krampflösend und ableitend. Dauer: 10 Minuten.
- Ein ansteigendes Armbad wirkt entspannend. Dauer: 15 Minuten. Dabei wird die Wassertemperatur von anfänglich 35 auf 40 °C erhöht.
- Ein Wechselarmbad fördert eine gute Durchblutung. Leute mit chronisch kalten Händen und Armen sollten wöchentlich mehrere Wechselbäder machen. Dazu werden zwei Wannen benötigt. Die erste enthält das warme, die zweite das kalte Wasser. Mit beiden Armen während 10 Minuten ins warme, anschließend 10 Sekunden ins kalte Wasser eintauchen.

Nach der Wassertemperatur unterscheiden wir:

12–18 °C	kalte Bäder
22 °C	temperierte Bäder
36–38 °C	warme Bäder
39–42 °C	heiße Bäder

Fußbad

Ein Fußbad kann ebenfalls in vier Varianten durchgeführt werden:
- Ein kaltes Fußbad regt die Durchblutung an, wirkt erfrischend und abhärtend, stärkt die Fußmuskulatur und hat eine ableitende Wirkung auf die Unterleibsorgane. Dauer: 5–10 Sekunden bei einer Temperatur von 15–18 °C.
- Ein warmes Fußbad ist bei chronischen Nieren- und Blasenleiden sowie bei Rheuma und Gicht zu empfehlen. Dauer: 10–20 Minuten bei einer Wassertemperatur von 36–38 °C.
  Anmerkung: Bei Krampfadern darf die Wassertemperatur von 37 °C nicht überschritten werden.
- Ein ansteigendes Fußbad ist ein ausgezeichnetes Mittel bei allen Erkältungskrankheiten. Da das ansteigende Fußbad einen Schweißausbruch bewirken kann, ist anschließend eine Bettruhe von ca. 1/2–1 Stunde zu empfehlen. Dauer: 5 Minuten bei einer ansteigenden Temperatur von 35–40 °C.
  Anmerkung: Bei Krampfadern darf das ansteigende Fußbad nicht gemacht werden.
- Ein Wechselfußbad hat einen erwärmenden, auflösenden und ableitenden Einfluß. Es hilft bei chronisch kalten Füßen und stärkt die Fuß- und Beinmuskulatur. Dazu werden zwei

Wannen benötigt. Die erste enthält das warme, die zweite das kalte Wasser. Mit beiden Füßen während 10 Minuten ins warme Wasser, anschließend 10 Sekunden ins kalte Wasser eintauchen.

Erwähnenswert ist auch das sogenannte Senf-Fußbad:
Zubereitung: 50–100 g Senfmehl (1 grosse Handvoll) in lauwarmem Wasser zu einem dünnen Brei anrühren, nach 10 Minuten dem Badewasser beifügen.
Dauer: 10 Minuten.
Anmerkung: Das Senf-Fußbad zeichnet sich durch eine stark hautreizende Wirkung aus und bewährt sich zur «Ableitung» vom Kopf in die Beine bei Bluthochdruck und Kopfschmerzen. Es muß darauf geachtet werden, daß kein Senfmehl in die Augen kommt!

Sitzbad

Auch für ein Sitzbad gibt es vier Varianten:
- Das kalte Sitzbad beruhigt und hilft bei Schlafstörungen, Blähungen, Verstopfungen und Hämorrhoiden. Es bewirkt eine gute Durchblutung im Magen-Darm-Trakt.
  Anwendung: 1–2mal wöchentlich. Dauer: 2–10 Sekunden.
- Das warme Sitzbad wird mit gutem Erfolg bei chronischen Nieren- und Blasenentzündungen gemacht. Es löst Krämpfe im Unterleib und stärkt die Darmmuskulatur.
  Dauer: 15 Minuten bei einer Temperatur von 37–39 °C.
  Abschließend kalt waschen und Bettruhe.

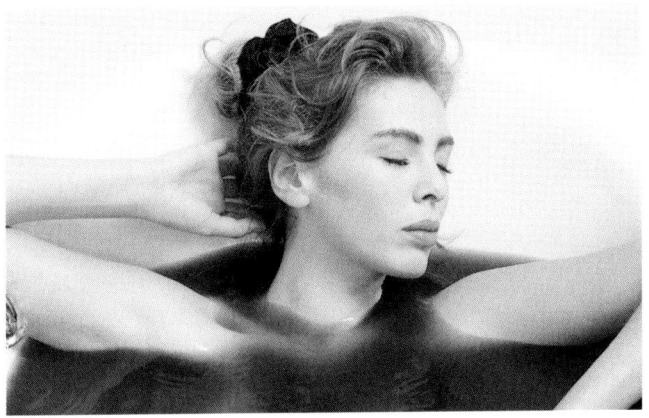

Wasserheilkunde ist Individualtherapie. Die Erfahrung wird zeigen, welches Bad dem einzelnen am besten dient.

– Das Wechselsitzbad hat eine ähnliche Wirkung wie das kalte Sitzbad, wirkt jedoch stärker auf die Unterleibsorgane. Dauer: 10 Minuten warm, anschließend 10 Sekunden kalt. Ein zweimaliger Wechsel wird empfohlen.
– Das aufsteigende Sitzbad kann bei Nierenkoliken und Krämpfen, aber auch zur Durchwärmung des Unterleibs gemacht werden. Dauer: 15 Minuten bei einer von 35–40 °C ansteigenden Temperatur.

Reibe-Sitzbad

Das Reibe-Sitzbad bewirkt eine starke Anregung des Kreislaufs im Gebiet des Unterleibs, eine Kräftigung der Bauch- und der Damm-Muskulatur sowie eine allgemeine Erfrischung, Belebung, Ableitung und Abhärtung. Der Arzt Dr. Kühne beobachtete als erster, daß Rehe im Wald nach dem Werfen der Jungen in seichte Bäche kauerten, um mit den Vorderläufen das Wasser gegen den Unterleib anzuklatschen. Sie erholten sich auf diese Weise auffallend rasch von der Geburt. Er überlegte, daß auch Menschen von einer solchen Wasseranwendung Heilwirkung erfahren könnten. Heute ist das Reibe-Sitzbad in allen europäischen Ländern für seine kräftigende und verjüngende Wirkung bekannt. Das Reibe-Sitzbad wird in einem warmen Raum mit kaltem Wasser ausgeführt. Vor und nach dem Reibe-Sitzbad sollte der Körper warm sein. Vor und nach dem Bad empfiehlt sich Bettruhe oder ein kräftiger Marsch. Die Haut soll während der Anwendung prickelnd rot und warm werden. Dies zeigt die erwünschte Heilwirkung an. Um diese Reaktion zu erreichen, wird die Anwendungsdauer nur langsam gesteigert. Der Körper wird dabei immer kräftig gerieben. Mit 10–20 Sekunden beginnen, dann bei jeder weiteren Anwendung um 10–20 Sekunden verlängern. Insgesamt sollten 10 Minuten nicht überschritten werden. Das Reibe-Sitzbad kann 1–2mal wöchentlich durchgeführt werden. Es empfiehlt sich bei Blutstauungen im kleinen Becken, Hämorrhoiden, Damm-Muskelschwäche, Verstopfung durch schlaffe Bauchmuskeln und schlaffem Dickdarm (Atonie), Unterfunktion der Eierstöcke sowie zur Kräftigung der Gebärmutter nach Geburten.

Das kalte Vollbad

Verschiedene Vorsichtsmaßnahmen und Vorschriften sind
zu beachten: Kalte Vollbäder sind keine Heilbäder, sondern
dienen der allgemeinen Nervenkräftigung und Abhärtung.
Sie sollen nur von gesunden Menschen genommen werden.
Ein kaltes Vollbad darf nicht länger als 30 Sekunden dauern.
Nach dem Bad für kurze Zeit naß turnen, z. B. Kniebeugen,
leicht abtrocknen und sofort Kleider anziehen. Auf diese
Weise wirkt ein kaltes Vollbad kräftigend, dient der Abhärtung und Vorbeugung gegen Trägheit des Stoffwechsels und
ist gleichzeitig ein gutes Mittel gegen Gicht, Rheuma und
Arterienverkalkung. Kurzes Eintauchen in kaltes Wasser ist
eines der besten Mittel gegen Schlaflosigkeit. Darauf achten,
daß das Bad vor dem Zubettgehen genommen wird und
nicht länger als 30 Sekunden dauert.

Das warme Bad mit Zusätzen

Das einfache warme Bad wird im allgemeinen zur Reinigung
benutzt. Es regt auch den Stoffwechsel und die Drüsenfunk-
tionen an. Richtig angewandt, wirkt es erfrischend und beruhigend. Auch nach dem einfachen warmen Bad sollte immer
eine kühle Abbrausung folgen. Unter Beimischung von heilkräftigen Zusätzen wird das warme Bad zum Heilbad.
Zusätze können schmerzstillende, öffnende oder zusammenziehende Eigenschaften haben und müssen dem jeweiligen
Leiden angepaßt werden. Zusätze, wie Extrakte, ätherische
Öle oder Badesalze, wirken über Haut und Atmung.

Badezusätze

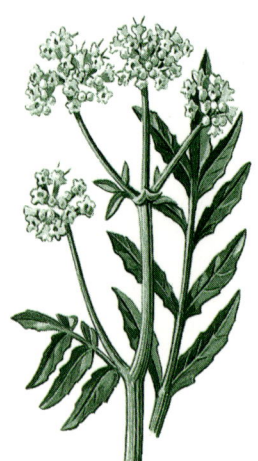

Baldrian

Baldrian wirkt beruhigend und fördert ein gutes Einschlafen und Durchschlafen durch die ganze Nacht. Ganz allgemein hat es eine beruhigende Wirkung bei Anspannung, Unruhe und Erregbarkeit. Als Bad ist es nur am Abend zu empfehlen.

Eichenrinde

Eichenrinde hat eine zusammenziehende und entzündungshemmende Wirkung. Sie wirkt bei offenen Hautstellen schorfbildend und hilft bei leichten Ekzemen und chronischen Hautkrankheiten. Durch die zusammenziehende Wirkung werden auch gute Erfolge bei Unterleibsleiden (Katarrhen und Menstruationsbeschwerden) erzielt.

**Baldrian
(Valeriana officinalis)**

Heublumen

Heublumen sind Abfälle und Ablagerungen, die unter dem Heustock zu finden sind. Sie bestehen aus Blüten, Samen und Blättern von Wiesengräsern und -blumen. Heublumen von Bergwiesen haben eine besonders große Heilkraft. Sie enthalten ätherische Öle mit heilwirksamen Substanzen. Diese üben auf die Haut einen Reiz aus, der eine höhere Ausscheidung der überschüssigen Harnsäure bewirkt. Sie sind hilfreich bei arthrotischen und rheumatischen Beschwerden, Gelenk-, Nervenentzündungen und Hexenschuß. Außerdem regen sie den Blutkreislauf und den Stoffwechsel an.

Für ein Heublumenbad mit frischen Kräutern einen Topf mit 5 Liter Inhalt zur Hälfte mit Heublumen füllen, Wasser dazugießen, 30 Minuten kochen lassen und den Absud dem Badewasser zusetzen. Erwähnenswert ist auch ein altes Tiroler Volksheilmittel: Der Rheumakranke legt sich bis zum Schweißausbruch ins Bergheu. Die nicht wassergelösten ätherischen Öle weisen eine außerordentliche Heilkraft auf.

Hopfen, Melisse und Lavendel

Hopfen, Melisse und Lavendel können einzeln oder kombiniert ins Badewasser gegeben werden. Sie dienen der Entspannung von Körper und Seele bei Nervosität und nervösen Herzbeschwerden und wirken durch ihren Duft auch schlaffördernd.

Kamille

Kamille wird oft in der Hautpflege verwendet. Sie wirkt gegen juckende Hautausschläge sowie schlecht heilende Wunden und fördert die Blutzirkulation. Bei Teilbädern für die Behandlung von eitrigen Wunden kann die Kamille durch Schafgarbe ersetzt werden.

Latschenkiefer und Fichtennadel

Fichtennadeln und Latschenkiefer enthalten ätherische Öle. Das Latschenkieferbad ist kräftiger als das Fichtennadelbad. Der Absud aus feingeschnittenen Latschen- und Fichtennadelspitzen kann selbst hergestellt oder gekauft werden. Tabletten und Salze sind meist künstlich hergestellt. Es empfiehlt sich, diese Produkte zu meiden.

Fichtennadel- und Latschenkieferextrakte geben dem Badewasser eine bräunliche Färbung, während künstliche Produkte das Wasser grün färben, so daß der Unterschied augenfällig ist. Bäder mit Fichtennadeln wirken ausgleichend und beruhigend, entspannen bei Überarbeitung und Erschöpfung, beleben den Stoffwechsel in der Rekonvaleszenz und helfen bei Entzündungen der Atemwege.

Kiefer
(Pinus silvestris)

Rosmarin

Rosmarin stärkt Herz und Kreislauf, fördert die Durchblutung der Unterleibsorgane und belebt. Rosmarinbäder werden immer vormittags, niemals am Abend genossen.

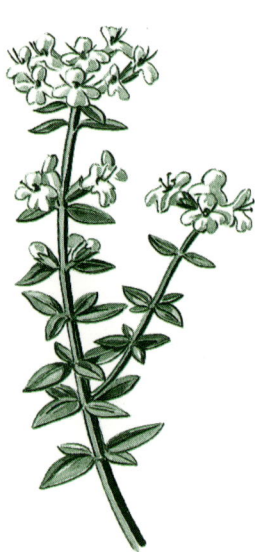

Thymian
(Thymus vulgaris)

Thymian

Thymian wirkt schleim- und krampflösend bei chronischem Husten und Emphysem. Ebenfalls schleimlösend wirken Eukalyptus- und Pfefferminzöle.

Zinnkraut

Zinnkraut, auch Schachtelhalm genannt, wirkt bei schlecht heilenden Wunden, Gicht, Rheuma sowie Nieren- und Blasenleiden.

Kleiebäder

Sie haben einen beruhigenden Einfluß auf Hautentzündungen und sind in ihrer Wirkung den Käsepappelbädern verwandt. Man setzt sie bei stark entzündeten Hautkrankheiten wie Ekzemen und Akne ein.

Gemischte Kräuterbäder

Gemischte Kräuterbäder sind, je nach Mischung, als Genesungs-, Kräftigungs-, Beruhigungs- oder als Anregungsbäder für Herz und Kreislauf bestimmt. Ein ideales Bad dieser Art ist das sogenannte Erkältungsbad, bei dem Eukalyptus- und Thymianöl zu gleichen Teilen mit $1/10$ dieser Menge an Pfefferminzöl gemischt werden. Solche Bademixturen sind in vorzüglicher Qualität im Fachhandel erhältlich. Die Mengenangaben auf der Packungsbeilage sollten genau eingehalten werden.

Wohltuende Schönheitsbäder
für Leib und Seele

Buttermilchbad

Buttermilch als Badezusatz ist ein ausgezeichnetes Mittel, die Körperhaut zu straffen. Sie macht das Badewasser weich und duftend. Buttermilch wirkt sehr erfrischend und hilft die Körperhaut zu regenerieren. Für ein solches Bad werden 3 Liter Buttermilch benötigt. Um die Wirkung der Milch nicht zu beeinträchtigen, wird keine Seife benutzt.

Buttermilch- und Ölkur: Vor dem Baden in Buttermilch den ganzen Körper mit Olivenöl einmassieren, insbesondere Fußgelenke und Ellbogen. Die Verbindung von Öl, Buttermilch und warmem Wasser ergibt eine ideale Pflege für trockene Haut.

«Zehn Vorzüge werden dem zuteil, der sich regelmäßig badet: Kraft, schöne Gestalt, Reinheit der Stimme und der Hautfarbe, Zartheit der Haut, ein angenehmer Geruch, Reinheit, Anmut, Jugendlichkeit und der Besitz schöner Frauen.»
Indischer Spruch

Milch-Kleie-Bad

Für dieses Bad benötigt man 3 Liter Milch und 250 g Weizenkleie. Zubereitung: Milch erwärmen, Weizenkleie in die warme Milch einrühren, auf kleiner Flamme zum Kochen bringen und ab und zu umrühren. Nach 15 Minuten Kochzeit Kleiemilch ins Badewasser absieben und Kleiebrei gut ausdrücken. Das Milch-Kleie-Bad entschlackt, erfrischt, belebt und macht die Haut weich und rein.

Kräuter- und Blütenbad

Die gute Wirkung der Heilkräuter spielt seit alters her eine wichtige Rolle in der Badekultur. Auch in unserer Zeit haben Kräuterzusätze nicht an Bedeutung verloren, zumal inzwischen wissenschaftlich nachgewiesen werden kann, daß bestimmte Substanzen von der Haut resorbiert werden, in die Blut- und Lymphbahnen gelangen und dadurch ihre spezifische Wirkung entfalten. Ein Kräuter- oder Blütenbad kann auf verschiedene Weise hergestellt werden.

Für ein Vollbad rechnet man 250 g getrocknete Blüten oder Kräuter. Für ein leichtes, duftendes Bad genügen 100 g Kräuter oder Blüten. Kräuterzusätze lassen sich auf verschiedene Art und Weise herstellen. Man kann einen sogenannten Auszug durch Abkochung herstellen, d. h. die getrockneten Kräuter werden in eine ausreichende Menge siedendes Wasser gegeben, eingerührt und bei kleiner Flamme etwa 15 Minuten gekocht. Anschließend wird die Flüssigkeit abgesiebt und dem Badewasser zugesetzt. Die zweite Möglichkeit der Zubereitung ist weniger aufwendig. Dazu füllt man ein Leinensäckchen (oder einen alten Seiden- oder Nylonstrumpf) mit den trockenen Blüten oder Kräutern, bindet es mit einer Schnur zu und legt es in die trockene Badewanne. Man läßt heißes Wasser einlaufen, bis die Wanne voll ist. Sobald man ins Wasser steigt, drückt man das Säckchen kräftig aus und hängt es an den Wasserhahn. Während des Bades nochmals ausdrücken und immer im Wasser hängen lassen. Wird ein ausgedienter Strumpf verwendet, kann das ganze Päckchen nach dem Baden weggeworfen werden.

Englisches Bad

Für dieses erfrischende, duftende Bad werden 3 Handvoll getrockneter Rosmarin, 1 Handvoll frische Rosenblätter, 1 Handvoll getrocknete oder frische Lavendelblüten und 1 Handvoll Borax benötigt.
Die Zutaten werden, bis auf den Borax, ins Kräuterpäckchen gefüllt, zugebunden und ins Badewasser gegeben. Borax wird separat zugesetzt. Dieses erfrischende Bad wirkt stimulierend, erfrischt die Haut und öffnet die Poren.

Lavendel
(Lavandula officinalis)
Kaum ein Duft wirkt so angenehm belebend und verleiht ein so besonderes Gefühl von Frische und Sauberkeit wie derjenige von Lavendel.

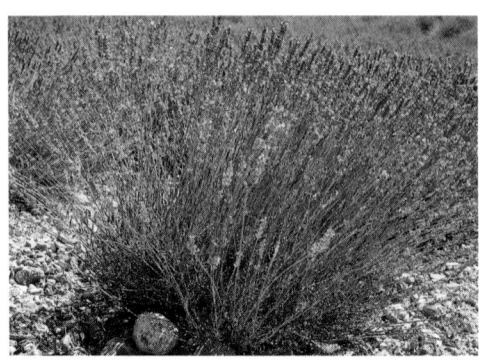

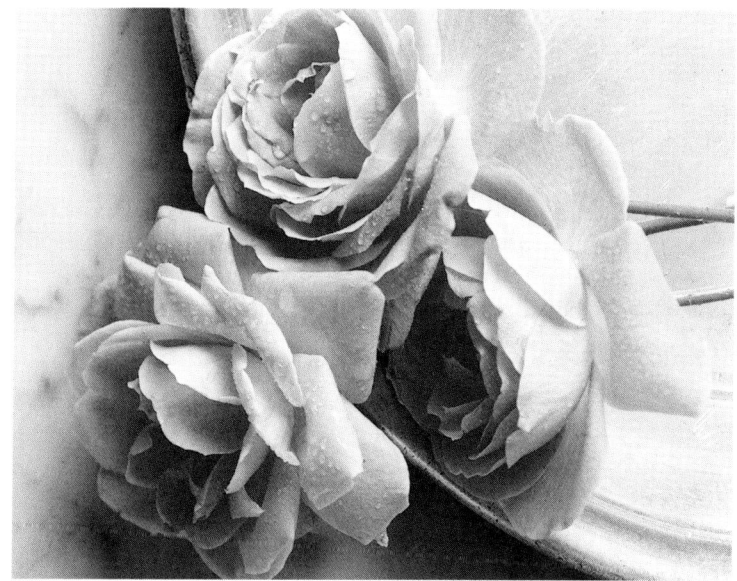

Die Rose wurde von den Dichtern aller Zeiten besungen und unter den Blumen als die schönste gepriesen.

Rosenblätterbad

Rosenblätter sind reich an heilkräftigen Substanzen. Frische Blätter in ein Säckchen füllen und ins heiße Badewasser hängen. Je mehr Blätter eingefüllt werden, desto stärker ist die Wirkung. Will man selbst Rosen sammeln, sollte man Zier-, Garten- oder Heckenrosen nehmen. Alpenrosen kommen für die Schönheitspflege nicht in Frage, da sie giftige Stoffe enthalten.

Schönheitsbad

Das Schönheitsbad ist für die Pflege unreiner, schlecht durchbluteter Haut zu empfehlen. Dazu werden 2 Handvoll getrocknete Fenchelsamen, 2 Handvoll getrockneter Rosmarin, 2 Handvoll Pfefferminzblätter und 1 Handvoll Thymian miteinander vermischt und mit kochendem Wasser übergossen, bis alle Kräuter gut bedeckt sind. Anschließend auf kleiner Flamme 15 Minuten leise kochen, Flüssigkeit absieben, 1 Eßlöffel Kampferspiritus dazugießen und alles ins Badewasser geben. Das Bad wirkt reinigend, desinfizierend, erfrischend und nervenstärkend.

Bäder zur Straffung der Haut

100 g Fichtensprossen, 100 g Roßkastanienblätter, 50 g schwarzes Senfmehl und 100 g Walnußblätter in 3 Liter Wasser während 20 Minuten kochen. Nach dem Abkühlen absieben, ins Badewasser geben und in 37 °C warmem Wasser 15 Minuten lang baden. Hinterher kalt duschen.

50 g Lavendelblüten, 100 g Tannensprossen, 50 g blühenden Thymian und 100 g Walnußblätter in ein Leinensäckchen einnähen, in die Badewanne legen und sehr heißes Wasser einlaufen lassen. Nach Abkühlung auf 37 °C 15 Minuten lang baden und den Körper mit dem Kräutersäckchen kräftig massieren. Hinterher kalt duschen.

Badezusätze und ihre Wirkung

Eichenrinde hilft bei Schweißbildung und kräftigt die Haut.

Eukalyptus hilft bei Erkrankung der Atemwege (10–15 Tropfen Eukalyptusöl ins Badewasser geben).

Fenchel macht die Haut glatt und geschmeidig.

Fichtennadeln wirken beruhigend.

Heublumen regen die Durchblutung der Haut an und lösen Verkrampfungen.

Fichte, Rottanne (Picea abies)
«Im Tannenbaum stecken Atem, Wärme, Ruhe und Besinnlichkeit, aber auch große Heilkräfte für die Gesundheit des Menschen. Es gibt nichts an ihm, was dem Erdenbürger nicht dienlich wäre.»
Bruno Vonarburg

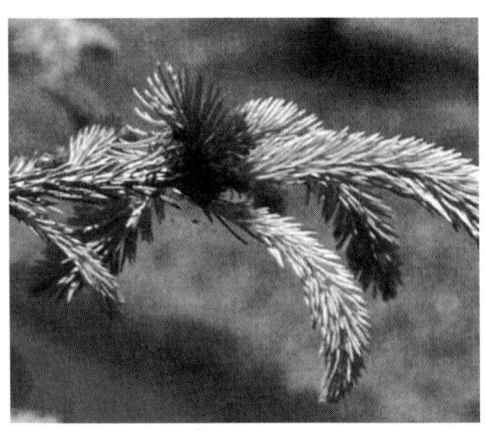

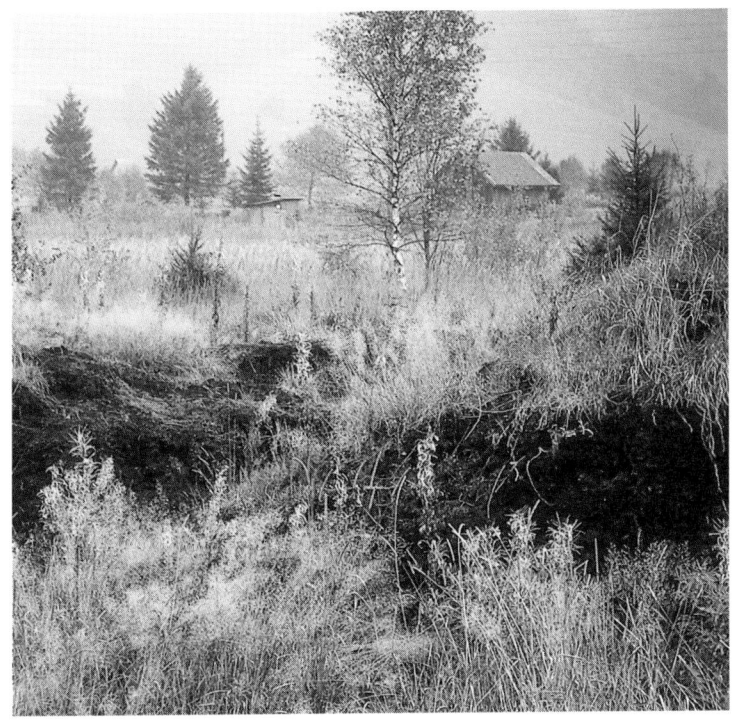

Moorlandschaft: Das Königsdorfer Moos (Oberbayern)
Lehmanwendungen sind uralt. Lehm, Moor und Schlamm wirken, so verschieden sie auch sind, weitgehend ähnlich. Sie entziehen dem Körper Hitze und Flüssigkeit, desinfizieren, beseitigen schlechten Geruch und entfetten.

Johanniskraut wirkt entspannend.

Kamille hilft gegen Hautunreinheiten.

Kleie verjüngt die Haut (besonders wenn dem Bad zusätzlich Weizenkeimöl beigefügt wird).

Meersalz entspannt, kräftigt die Haut und verkleinert die Poren.

Milch pflegt und beruhigt die Haut.

Moor hilft bei unreiner Haut.

Rosmarin verjüngt und erfrischt die Haut.

Roßkastanie kräftigt die Blutgefäße und regt die Durchblutung an.

Schwefel wirkt gegen Hautunreinheiten.

Zitrone beruhigt und macht die Haut weich und glatt.

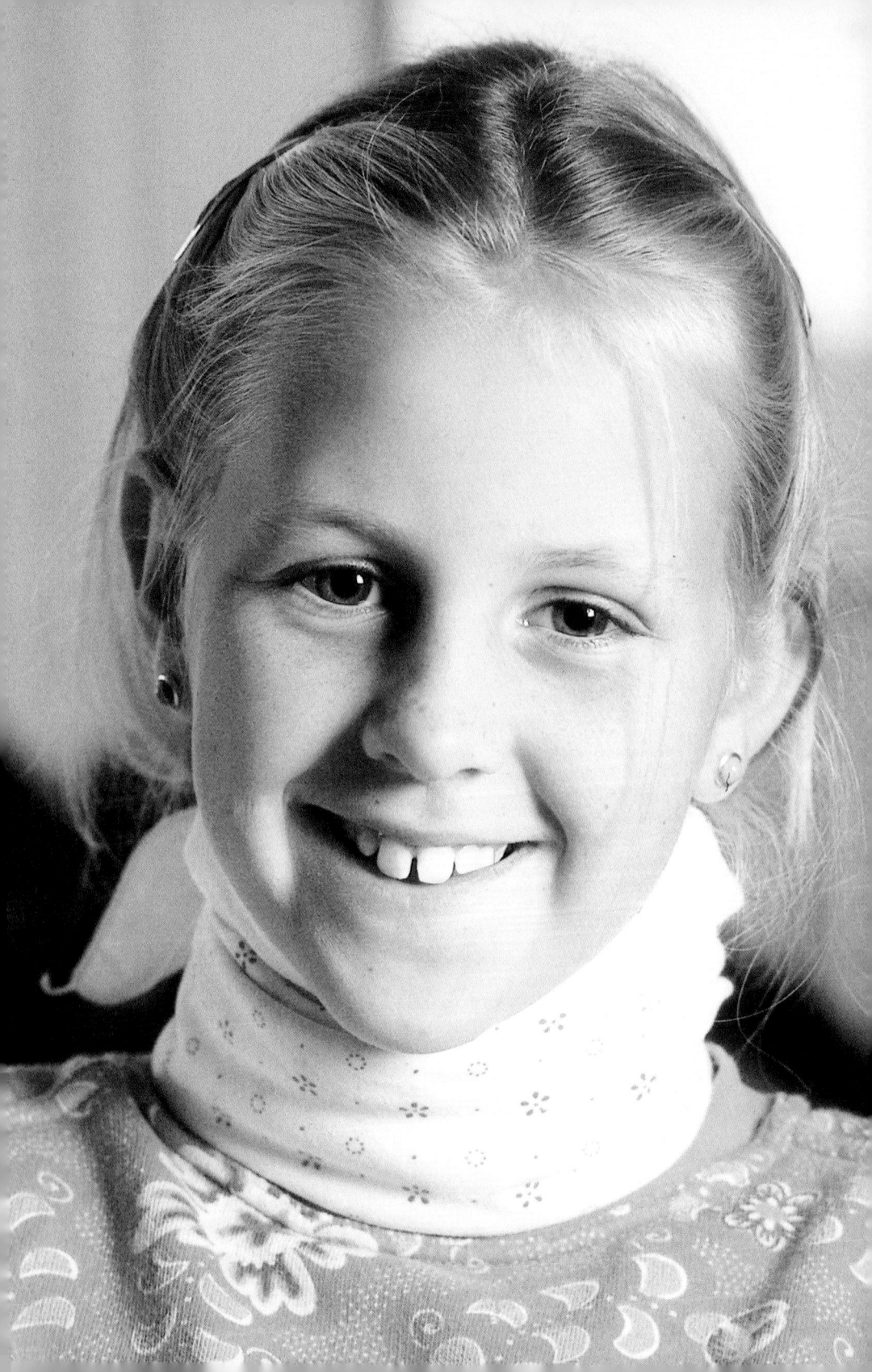

Wohltuende Wickel und Kompressen

«Wenn ich im unklaren bin über ein Übel, wenn ich den Sitz einer Krankheit nicht genau erkenne, so ist stets der kurze Wickel der treueste und beste Ratgeber.»

Sebastian Kneipp

Es ist bekannt, daß viele Kneippsche Anwendungen, auch Güsse und Bäder, verborgene Krankheiten zum Vorschein bringen. Für Wickel gilt dies in besonderem Maße. Kindern und Erwachsenen mit Fieber oder Entzündungen, Kranken mit Bronchitis, Venen-, Leber- oder Gallenleiden verordnen Naturheilärzte immer wieder spezielle Wickel. Die Geschichte der Wickel ist so alt wie die der Kräuter- und Wassertherapien. Als die Medizin noch in den Kinderschuhen steckte, sammelten die Menschen Kräuter, um sich selbst zu heilen, und verwendeten diese nicht nur für die Zubereitung von Tee, sondern auch für Wickelzusätze.

Der Wickel kann vorbeugend, lindernd und heilungsfördernd eingesetzt werden. Er hat eine ganzheitliche Wirkung und verkörpert nicht nur Anwendung, sondern auch Zuwendung. Wird ein Wickel verabreicht, wird durch die Berührung gleichzeitig auch Aufmerksamkeit geschenkt und Mitgefühl gezeigt.

Wickel haben in der modernen Naturheilkunde wieder einen großen Stellenwert erhalten. Je nach Dauer, Temperatur und angewandter Technik können Wickel sehr verschiedene Wirkungen entfalten:

- Sie lösen auf (Verhärtungen).
- Sie leiten aus (durch Schwitzen).
- Sie kräftigen und stärken die Abwehr.

Mit Wickeln kann, je nach Anwendungsart, Wärme entzogen, gestaut oder zugeführt werden.

Für Wickel gilt grundsätzlich folgendes:

Kalte Wickel regen den Stoffwechsel und die Durchblutung an. Sie beruhigen und wirken über die Haut auf die inneren Organe. Sie wirken gegen Blutergüsse, Arteriosklerose und Schlafstörungen. Warme Wickel und Auflagen lindern Krämpfe und Schmerzen und können gute Dienste zur «Soforthilfe» z.B. bei einer Gallenkolik oder Magenkrämpfen leisten.

Warme Wickel werden häufig bei sehr starken Blähungen, bei Leber-, Blasen- oder Nierenentzündungen angewendet.

Wickeltechnik

Alle Wickel können kalt, warm oder heiß angelegt werden. Dazu werden drei Tücher gebraucht.

Vorgehen

1. Ein mit der Lösung getränktes Tuch (Innentuch) mehrfach falten und auf die Haut legen. Das Tuch soll aus grob-porösem Leinen bestehen, damit es genügend Feuchtigkeit aufsaugen kann und eine gute Ausdünstung ermöglicht. Notfalls kann auch ein Handtuch aus Leinen verwendet werden.

2. Ein zweites Tuch (Zwischentuch) aus Leinen oder Baumwolle, das größer als das nasse Innentuch ist, trocken über das Innentuch legen. Dafür kann ein Stück eines alten Bettlakens verwendet werden.

3. Als Abschluß dient ein drittes Tuch aus Wolle oder Flanell, das über die beiden anderen Tücher gelegt wird. Es ist darauf zu achten, daß auf keinen Fall wasserundurchlässige Tücher verwendet werden.

Die erwähnten Maße gelten für das Innentuch. Die Tücher müssen nach außen hin größer werden, damit der Wickel rundherum gut abgeschlossen ist. Wickel werden nur im Bett liegend angelegt. Wickel nur anwenden, wenn der Patient aufgewärmt ist. Eventuell mit einer Bettflasche oder einem Heizkissen nachhelfen. Alle Wickel werden so dicht wie möglich an den Körper gelegt. Warme Wickel sollen möglichst warm (sie dürfen aber keinesfalls die Haut verbrennen), kalte Wickel so kalt wie möglich angelegt werden (Kneipp empfahl abgestandenes Wasser).

Anwendung

Großes Innentuch, je nach Therapieziel, in kaltes oder warmes Wasser tauchen, auswringen, bei kleinen Wickeln mehrmals zusammenfalten und auf die zu behandelnde Stelle legen. Beim Lendenwickel legt sich der Patient mit dem Gesäß, beim Brustwickel mit dem Rücken auf das Tuch. Wickeltücher rasch, schichtweise über dem Patienten schließen. Innentuch ganz glattziehen, bis es faltenlos ist,

**Wickelmaße
(nach Kneipp)**

Halswickel:	
	10 x 60 cm
Brustwickel:	
	30 x 180 cm
Lenden-/Leibwickel:	
	80 x 180 cm
Fuß-Wadenwickel:	
	80 x 110 cm

dann das Zwischentuch und zuletzt das Wolltuch. Der Wickel soll nicht einengen, aber straff auf der Haut aufliegen. Wickel verlieren ihre Wirkung, wenn der Kranke sich nicht behaglich fühlt. Patienten, insbesondere Schwerkranke oder ältere Menschen, niemals allein lassen.

Bekannte Wickel und ihre Anwendung

Halswickel

Kalt aufgelegt hilft der Halswickel bei Angina und Kehlkopfkatarrh. Er muß mehrmals aufgelegt und nach 20 Minuten gewechselt werden. Warm aufgelegt wirkt er bei Lymphdrüsenschwellungen. Dauer: 1 Stunde.

Brustwickel

Kalt aufgelegt leistet der Brustwickel gute Hilfe bei Bronchitis (nie bei Herzkranken anwenden). Dieser Wickel muß von der Achselhöhle bis zur Taille reichen. Die Arme bleiben frei. Tücher auf das Bett legen (zuunterst das Wolltuch, dann das Zwischentuch und zum Schluß das nasse Innentuch), den Patienten auf dem Rücken auf das Leinentuch legen, Enden des nassen Tuches über der Brust zusammenschlagen und die anderen Tücher darüberwickeln und befestigen. Ein Brustwickel darf die Atmung niemals behindern.
Dauer: 1 Stunde, bei Fieber nur $1/2$ Stunde.

Lenden- oder Leibwickel

Der Lenden- oder Leibwickel wird warm angewendet. Er ist sehr wirksam bei erhöhtem Blutdruck und bei Krämpfen im Magen-, Gallen-, Nieren- und Darmbereich. Dauer: $1-11/2$ Stunden. Ein kalter Leibwickel sollte nur bei hohem Fieber (bzw. bei fieberhaften Entzündungen) und bei Schlaflosigkeit angewendet werden. Nasses Innentuch auf das Maß 40 x 180 cm zusammenfalten und so auf die trockenen Außentücher legen, daß der Körper vom unteren Rippenbogen bis zur Mitte des Oberschenkels eingewickelt ist. Tücher, besonders im Rückenbereich, straff anziehen. Dauer: höchstens 1 Stunde.

Wadenwickel

Der kalte Wadenwickel ist ein bewährtes Mittel zur Fieber-
senkung nach der Aufheizphase des Körpers. Er wird auch
bei beginnenden Gelenkentzündungen angewendet.
Ebenfalls ist er bei chronischer Venenerkrankung von hohem
therapeutischem Nutzen. Der warme Wadenwickel ist bei
Zerrungen, Verrenkungen und Blutergüssen empfehlenswert. Er muß vom Fußgelenk (unterhalb des Knöchels) bis
zur Kniekehle reichen. Zur Beruhigung, als Einschlafhilfe
oder bei kribbelnden Beinen baumwollene oder seidene
Kniestrümpfe in kaltes Wasser tauchen, ausdrücken und
über die Füße bis zu den Knien hochziehen. Über die nassen
Strümpfe ein Paar wollene, trockene Überstrümpfe anziehen.
Danach empfiehlt sich Bettruhe und eine Wärmeflasche an
den Füßen. Dauer: 1 bis mehrere Stunden.

Arnikawickel

Arnikawickel werden bei Schwellungen, die durch Verstau-
chungen oder Quetschungen entstanden sind, angewendet.
Arnika regt den Heilungsprozeß an und wirkt schmerzstillend.
Zubereitung: Arnikaessenz mit lauwarmem Wasser 1:10
verdünnen und als kalten Wickel auflegen.
Dauer: 1 Stunde. Wird ein Fußwickel gemacht, sollten die
Füße hochgelagert werden.

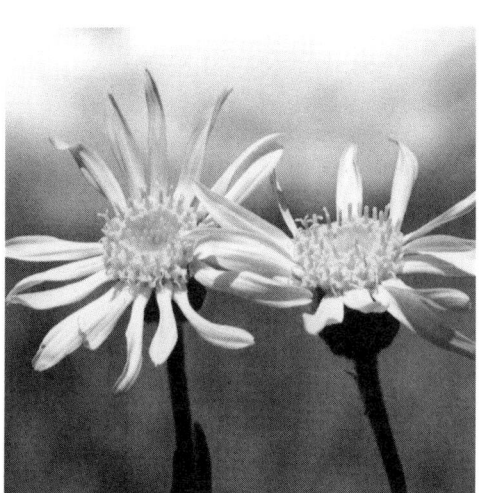

Arnika
(Arnica montana)
In der Volksmedizin wird
Arnika als Einreibemittel
bei Hexenschuß und
Rheumatismus verwen-
det. Sehr zuverlässig
wirkt Arnika bei Bluter-
güssen, Verstauchungen
und Quetschungen.

Fußwickel

Ein Fußwickel mit Arnika eignet sich besonders gut bei Verstauchungen. Arnikaessenz, eine Schüssel, ein Kompressentuch, ein Dreiecktuch und eventuell eine elastische Binde bereitlegen. Arnikaessenz im Verhältnis 10:1 verdünnen, das mehrfach zusammengelegte Kompressentuch eintauchen, auswringen und auf den Fuß legen. Mit dem Dreiecktuch oder einer elastischen Binde befestigen. Kompresse möglichst lange (1 bis mehrere Stunden) feucht halten. Kein Plastik verwenden. Füße hochlagern.

Eiswickel

Beim Eiswickel handelt es sich um eine feuchte Kälteanwendung.
Zubereitung: Eiswürfel zerkleinern, in ein Stoffsäcklein einfüllen und auflegen. Wirkt bei leichten Verbrennungen und akuten Entzündungen.
Dauer: 15–20 Minuten.

Heublumenwickel

Heublumenwickel sind sehr hilfreich bei rheumatischen Beschwerden. Bei akuter Arthritis wird der Wickel eiskalt, bei chronischen rheumatischen Beschwerden warm aufgelegt. Für den Wickel geeignet ist Heublumenextrakt, der mit Wasser verdünnt wird. Interessant zu erwähnen ist auch der sogenannte «Heusack», der eine sehr intensive Wirkung hat.
Zubereitung: Einen Sack zu 3/4 mit Heublumen füllen, im Dampfkochtopf erhitzen. Dabei vier (etwa 6 cm dicke) Steine auf den Boden des Topfs legen und darüber einen Rost plazieren. Wasser einfüllen, so daß bis zum Rost noch ein kleiner Zwischenraum von ca. 2 cm bleibt. Heusack auf Rost legen, Kochtopf schließen und Wasser zum Kochen bringen. Nach etwa 20 Minuten Heusack umdrehen, damit beide Seiten gleichmäßig heiß werden. Darauf achten, daß das Wasser nur leicht kocht, da die Heublumen sonst aufquellen und ätherische Öle freigesetzt werden. Heusack so warm wie möglich auf die Haut legen (Verbrennungen vermeiden!) und mit einem Baumwoll- und einem Wolltuch decken. Solange der Wickel als warm empfunden wird, liegenlassen. Anschließend noch etwa 1 Stunde im Bett bleiben. Heusäcke

sind im Fachgeschäft in verschiedenen Größen erhältlich. Der Heublumenwickel eignet sich nicht für Heuschnupfenallergiker.

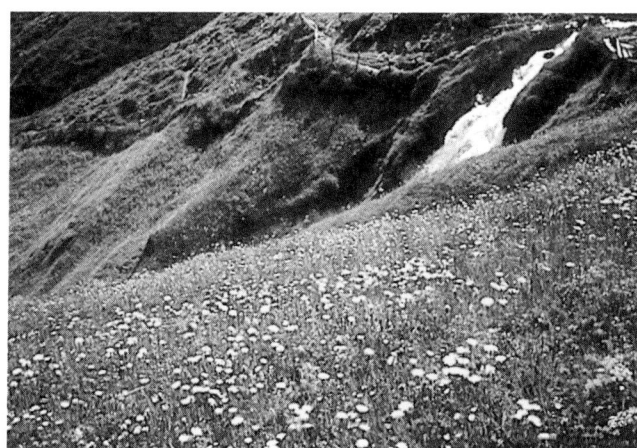

Heublumen sind wertvolle Helfer bei der Behandlung von Rheuma.

Kamillenwickel

Der Kamillenwickel wirkt warm angewendet krampflösend und beruhigend. Er wird hauptsächlich als Leibwickel eingesetzt (nicht bei Fieber und Durchfall).

Zubereitung: Kamillentee zubereiten, 10 Minuten ziehen lassen, Kräuterwasser in eine Schüssel schütten, Kompressentuch eintauchen und auf schmerzende Körperstelle legen.

Rhizinusölwickel

Der Rhizinusölwickel wird warm aufgelegt. Er eignet sich bei gespannter Bauchdecke, Krämpfen oder Verdauungsstörungen.

Zubereitung: Etwa 60 g Öl im Wasserbad in einem Porzellangefäß erwärmen (Vorsicht: kann sehr heiß werden). Innentuch mit Öl benetzen oder warmes Öl leicht in die Haut der Bauchdecke einmassieren. Mit dem zweiten Innentuch decken und abschließend das Woll- oder Flanelltuch auflegen. Öl niemals in einer Pfanne, sondern nur im Wasserbad, in einem Steingut- oder einem Porzellangefäß erwärmen. Dauer: Der Wickel kann mehrere Stunden liegenbleiben.

Kartoffelwickel

Der Kartoffelwickel ist ein vielseitig anwendbarer Wickel, da Kartoffeln gute Wärmeträger sind. Er lindert Husten, wirkt schleimlösend bei Bronchitis, lindert Rückenschmerzen und Nackenverspannung.

Zubereitung: Innentuch anfeuchten (damit nicht zuviel Kartoffelsaft aufgesaugt wird), gekochte Kartoffeln (ca. 4–6 Stück mit Schale) auf das Tuch legen, Ränder über Kartoffeln schlagen, damit ein Päckchen entsteht. Kartoffeln von Hand zerdrücken, Wickel auflegen. Den Wickel liegenlassen, solange er als warm empfunden wird. Anschließend noch etwa 1 Stunde im Bett bleiben.

Kartoffel
(Solanum tuberosum)
Die Kartoffel ist ein Nachtschattengewächs, das aus den Anden stammt. Die Einführung der Kartoffel in unseren Breitengraden bedeutete das Ende der Hungersnöte.

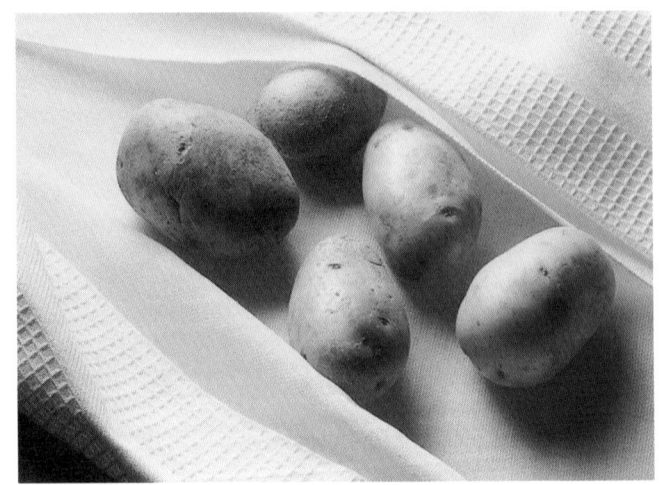

Kohlwickel

Schon die Gelehrten des klassischen Altertums, Plinius und Pythagoras, wußten um die heilende Kraft des Kohles. Die Römer kannten Kohl während Jahrhunderten als alltägliches Heilmittel. In den letzten Jahren wurde man auf die Heilwirkung des Kohls wieder aufmerksam und verwendet ihn heute bei Geschwüren, Gelenkrheuma, Entzündungen und schlecht heilenden Wunden. Ein Kohlwickel wirkt desinfizierend und leitet Giftstoffe ab, die sich bei entzündlichen Prozessen im Körper ansammeln. Am wirksamsten ist der Wirsing.

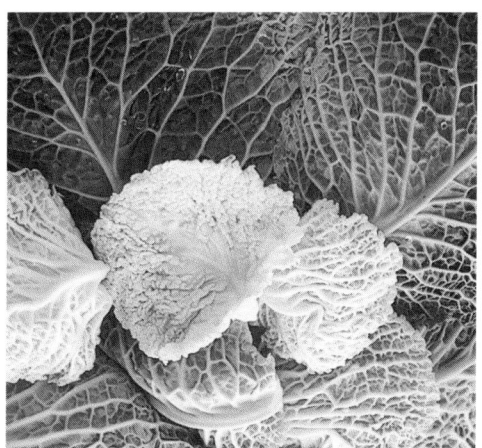

Kohl
(Brassica)
Bei den Römern
galt der Kohl als
Arzt der Armen.
Das Volksnahrungs-
mittel mit den wich-
tigen Vitaminen
und Mineralstoffen
wird auch heute
noch als Heilmittel
angewendet.

Die meisten Wirkstoffe sind in den dunkelgrünen, dicken
Blättern enthalten.

Zubereitung: Blätter vor der Anwendung gut reinigen, Stiel-
ansatz und dicke Rippen entfernen, Blätter mit einer Teig-
rolle weichwalzen, schichtweise (wie Dachziegel) übereinan-
der auf den zu behandelnden Körperteil direkt auf die nackte
Haut legen, Blätter mit einem Baumwolltuch bedecken und
mit einem elastischen Verband oder einem Netzverband
fixieren.

Dauer: bis zu 12 Stunden. Bei akuten Erkrankungen riecht
der Wickel nach einigen Stunden schlecht und färbt sich
braun. In diesem Fall Blätter entfernen und Wickel erneuern.
Werden die Kohlblätter gelb und trocken, heißt das, daß
der Patient schlecht auf den Kohlwickel anspricht. In diesem
Fall Wickel entfernen.

Lehmwickel

Zu den elementarsten Heilmitteln, die uns von der Natur
geschenkt wurden, gehört zweifellos Lehm (Heilerde).
Der kühlende, aufsaugende Lehm ist seit Jahrtausenden
als Heilmittel hoch geschätzt. Christus mischte Erde mit
Speichel, um einen Blindgeborenen zu behandeln und zu heilen. In der Antike benutzten viele berühmte Ärzte die Erde,
äußerlich als kühlende Kompresse und zur Entgiftung, z.B.
gegen Schlangen- und Insektenbisse, innerlich gegen Durch-

fälle und zur Reinigung des Darms. Zeitweise war Heilerde aus dem Nahen Osten ein kostbarer, begehrter Handelsartikel. Sebastian Kneipp wendete Lehmwasser, Lehmumschläge und Lehmwickel zuerst bei Tieren, später auch bei Menschen an. Seine Therapie wird auch heute noch in Kneippschen Kurhäusern praktiziert. Lehm ist ein Gemisch aus verschiedenen Mineralien. Er ist grau oder blaßbräunlich. Ein Lehmwickel wirkt reinigend und entgiftend und bindet Krankheitserreger und Giftstoffe, indem er diese aufsaugt. Krampfadern, Venenentzündungen, Beingeschwüre und Mandelentzündungen werden günstig beeinflußt.

Lehm

Lehm entstand durch die Verwitterung von Gestein. Zu therapeutischen Zwecken eignet sich nur der tiefgegrabene Lehm. Die neuere Forschung hat gezeigt, daß Lehm das Wachstum von Pilzkulturen hemmt.

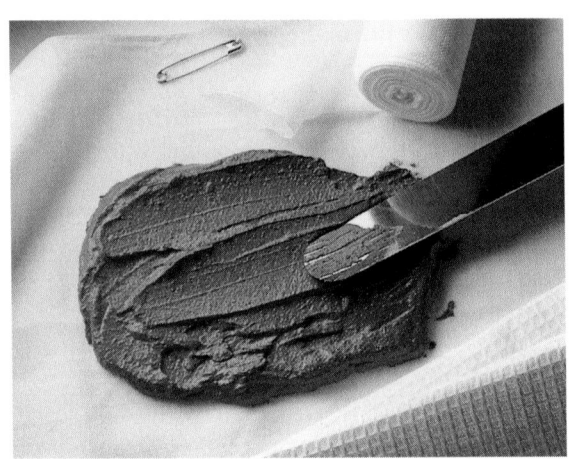

Zubereitung: Lehm mit Wasser oder Kräuterabsud zu einem Brei anrühren, 1 Eßlöffel Essig beifügen, fingerdick auf das feuchte Innentuch auftragen, mit einer Gaze bedecken, auf die Haut auflegen und umwickeln. Solange der Lehmwickel als kühl empfunden wird, auf der Haut lassen. Nicht warm oder trocken werden lassen, da sonst eine Stauung erzeugt wird. Nach Entfernung des Umschlages die Haut mit kaltem Wasser abwaschen und mit Hautöl gut einreiben. Reagiert die Haut z. B. durch Rötung zu stark auf einen Lehmwickel, kann der Lehm weiter mit Wasser verdünnt werden, indem das Innentuch ins Wasser getaucht, ausgewrungen und auf den zu behandelnden Körperteil gelegt wird. Lehm ist als Paste in Apotheken erhältlich.

Quarkwickel

Quark ist nicht nur ein hochwertiges Nahrungsmittel, sondern wird auch für die äußere Anwendung in der Naturheilkunde verwendet. Quarkwickel werden nur lauwarm oder kalt angewendet. Kommt der Quark mit der Haut in Berührung, leitet er einen Milchsäureprozeß ein, d. h. er bindet zunächst Stoffe, die Entzündungen auslösen, und leitet diese ab. Quark wirkt abschwellend und schmerzstillend.
Ein Quarkwickel wird bei Entzündungen und Stauungen (besonders in den Beinen), Halsschmerzen und Bronchitis empfohlen. Als Brustwickel nicht zu kalt anwenden.
Zubereitung: Reinen Magerquark bei Zimmertemperatur mit einem Messer oder Spachtel direkt auf die zu behandelnde Stelle auftragen. Zusätzlich zu den drei Tüchern ein Plastiktuch verwenden. Darauf achten, daß der Körper gut durchwärmt ist.
Dauer: 20 Minuten bis 2 Stunden. Quarkwickel entfernen, wenn er sich nicht mehr kühl anfühlt und eingetrocknet ist.

Senfwickel

Der Senfwickel wirkt durchblutungsfördernd, regt die Atmung und den Kreislauf an und kann besonders bei Kindern gut eingesetzt werden. Er eignet sich bei Lungenentzündungen und Lungenstauung und wirkt gegen Erkältungen (Husten, Bronchialkatarrh).
Zubereitung: Darauf achten, daß die Haut nicht gereizt oder verletzt ist. Eine Plastikunterlage, ein dickes Außentuch aus Baumwolle und ein dünnes Innentuch bereitlegen. (Das Innentuch sollte die dreifache Breite der Höhe des Brustkorbes haben und so lang sein, daß es 1 1/2 mal um den Brustkorb gewickelt werden kann.) 4 kleine Tüchlein (Taschentücher), Vaseline, ein großes Stück Gaze, einen Waschlappen und Hautöl (Johannisöl) bereitlegen. Gemahlenes Senfmehl mit lauwarmem Wasser zu einem Brei anrühren, auf das Innentuch streichen. Brustwarzen und Achselhöhlen mit Vaseline bestreichen und mit kleinen Tüchlein schützen. Wickel um den Brustkorb legen und mit dem Außentuch umwickeln.
Dauer: 5–10 Minuten, bis eine leichte Hautrötung entsteht. Die Dauer richtet sich in jedem Fall nach der Hautreaktion

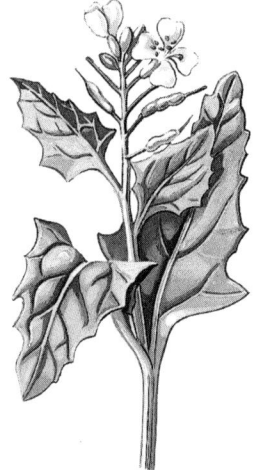

Senf (Brassica nigra)
Senf zum Essen wird aus zwei verschiedenen Pflanzen hergestellt: aus den zermahlenen und chemisch aufbereiteten Samen von weißem Senf (Sinapis alba) und aus schwarzem Senf (Brassica nigra). Beide Pflanzen enthalten die gleichen medizinischen Wirkstoffe.

und dem Allgemeinbefinden. Bei der ersten Anwendung ist es möglich, daß die Haut schon nach wenigen Minuten reagiert. Wickel entfernen und die Körperstelle mit kaltem Wasser abwaschen und einölen. Noch einige Minuten liegen bleiben.

Zwiebelwickel

Seit über 5000 Jahren wird die Zwiebel medizinisch genutzt. Sie stammt aus dem Orient und kam durch die Türkenkriege nach Wien. Heute wird sie weltweit angepflanzt. Das scharf-riechende ätherische Öl der frischen Zwiebel hat eine antibiotische Wirkung. Auf kranke Körperteile aufgelegt, ziehen Zwiebeln die Krankheitserreger heraus. Dabei wird die Zwiebel schwarz und übelriechend. Ihr hoher Schwefelgehalt regt den Stoffwechselprozeß an. Die Zwiebel ist auch zur inneren Anwendung empfehlenswert, z. B. als Sirup oder Saft.

Zubereitung: Zwiebeln in dünne Scheiben schneiden oder die Hüllen ablösen und quetschen, in ein Säckchen aus porösem Stoff (z. B. Gaze oder grobes Leinen) geben, eine Pfanne halbvoll mit Wasser füllen und erhitzen. Zwiebelsäckchen auf den Deckel, der umgekehrt auf die Pfanne gelegt wird, legen und beidseitig erwärmen. Auf die zu behandelnde Stelle legen, über die Säckchen ein Tuch legen, um die Wärme zu speichern, mit einem Verband oder Wolltuch umwickeln und fixieren.

Zwiebel (Allium cepa)
Zwiebeln haben eine große Heilkraft. Lange bevor Antibiotika auf Pilzbasis entdeckt wurden, hat die Zwiebel in der Volksmedizin antibakterielle Funktionen übernommen. Alle Zwiebelarten sind zu Heilzwecken geeignet.

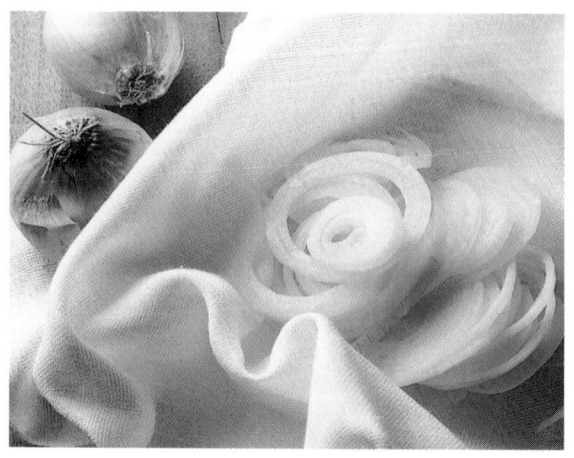

Dauer: 1–2 Stunden oder länger (eventuell über Nacht).
Der Zwiebelwickel ist bei spärlichem Urinabgang, Husten,
Lungenkatarrh, Lungen- und Halsschmerzen angezeigt.
Bei Krankheiten im Bereich des Kopfes (Ohrenentzündungen und Stirnhöhlenkatarrh) werden die Säckchen auf den
Hinterkopf gelegt. Bei Nierenentzündungen und Zuckerkrankheit keine Zwiebelwickel anwenden.

Wickel mit Kräutern

Kräuterauflagen

Eiterherde, Furunkel:	Bärentraubenblätter	**Zubereitung:**
Rheuma, Gicht:	Birkenblätter	Heilpflanze direkt auf
Rheuma:	Wurmfarnkraut	die zu behandelnde
Schlecht heilende Wunden:	Gänsefingerkraut, Schöllkraut, Wundklee	Stelle auflegen. Weiteres Vorgehen: siehe Wickel.
Bienen- und Wespenstiche:	Spitzwegerichblätter	
Bluterguß, Venenentzündung, Krampfadern, Verstauchungen:	Beinwellwurzel	

Schafgarbenwickel

Von der Schafgarbe sagt man, daß in ihr mehr Heilsubstanzen stecken als in Ginseng. Sie ist das typische Beispiel für
ein Heilkraut der Antike, das in der modernen Phytotherapie
wieder zu Ehren kommt. Ein warmer Schafgarbenwickel hilft
bei Leberbeschwerden, dient als Aktivierung der Verdauung
und zur Anregung der Entgiftungsfunktion beim Fasten.
Zubereitung: Siehe «Wickel mit Kräutern».
Dauer: Der Wickel bleibt ca. 15–30 Minuten warm, dann entfernen und wiederholen.

In seinem berühmten Büchlein «Chrut und Uchrut» schreibt Kräuterpfarrer Johann Künzle (1857–1945) viel Wissenswertes über die Heilkraft der Wickel.

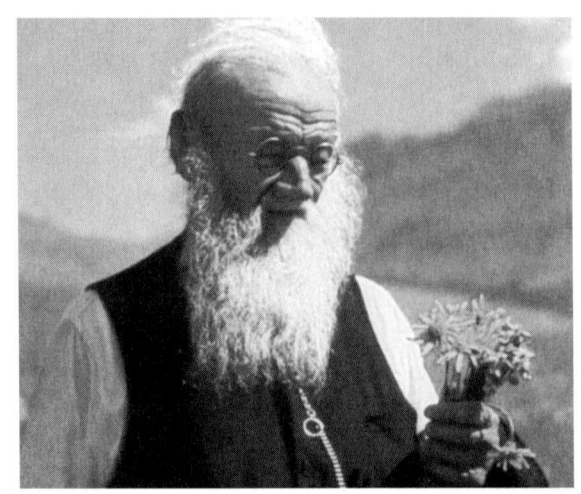

Schachtelhalmwickel

Ein Wickel aus Schachtelhalmen (auch Zinnkraut genannt) stärkt die Nierenfunktion.

Zubereitung: Siehe «Wickel mit Kräutern».

Eine Wärmflasche auf den Wickel legen. Um eine Hohlkreuzlage zu vermeiden, Kissen unters Kreuz legen.

Dauer: ca. 30 Minuten.

Kräuterkissen oder Kräutersäckchen

Dinkelkissen

Dinkel ist kein Heilkraut, sondern ein Getreide. Dennoch soll das Dinkelkissen hier nicht unerwähnt bleiben. Die kostbare Spreu, speziell gereinigt und entstaubt, in körpergerechte Kissen verarbeitet, verhilft zu tieferem Schlaf. Sie enthält von allen Getreiden am meisten Kieselsäure, Silicea (bis zu 90%), den wichtigsten Mineralstoff für den Menschen. Diese Kieselsäure strahlt durch das Spezialgewebe der Kissen auf und durch die Haut und regt den Kreislauf an. Schmerzzustände aller Art vermindern sich oder verschwinden ganz, ohne Nebenwirkungen. Dinkelkissen sind in Drogerien und Reformhäusern erhältlich.

Farnkissen

Ein Leinen- oder Baumwollkissen, mit getrocknetem Farn gefüllt und als Kopfkissen verwendet, hilft bei Kopfweh und Migräne. Frisches Farnkraut, in die Schuhe gelegt, nimmt Müdigkeit und Schwere. Frisches Farnkraut, direkt auf die Haut aufgelegt, wirkt bei Wadenkrämpfen. Farnwurzelfußbäder wirken vorzüglich gegen obenerwähnte Leiden. Verwendet wird vor allem der hochwirksame Wurmfarn. Auflagen mit Farnkraut haben sich auch bei Gesichtsschmerzen (Trigeminusneuralgie) bewährt.

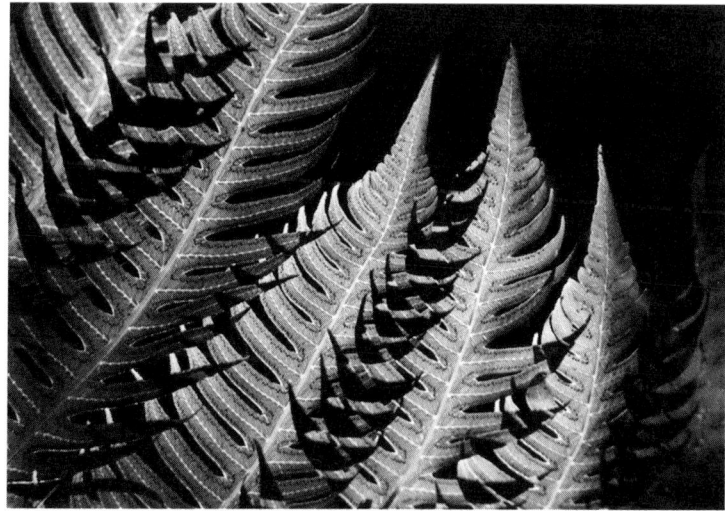

Wurmfarn
(Dryopteris filix-mas)
Wurmfarn ist ein bewährtes Hausmittel. Legt man frischgepflückte Früchte auf Wurmfarnblätter, hält sich das Obst länger ohne Fäulnis.

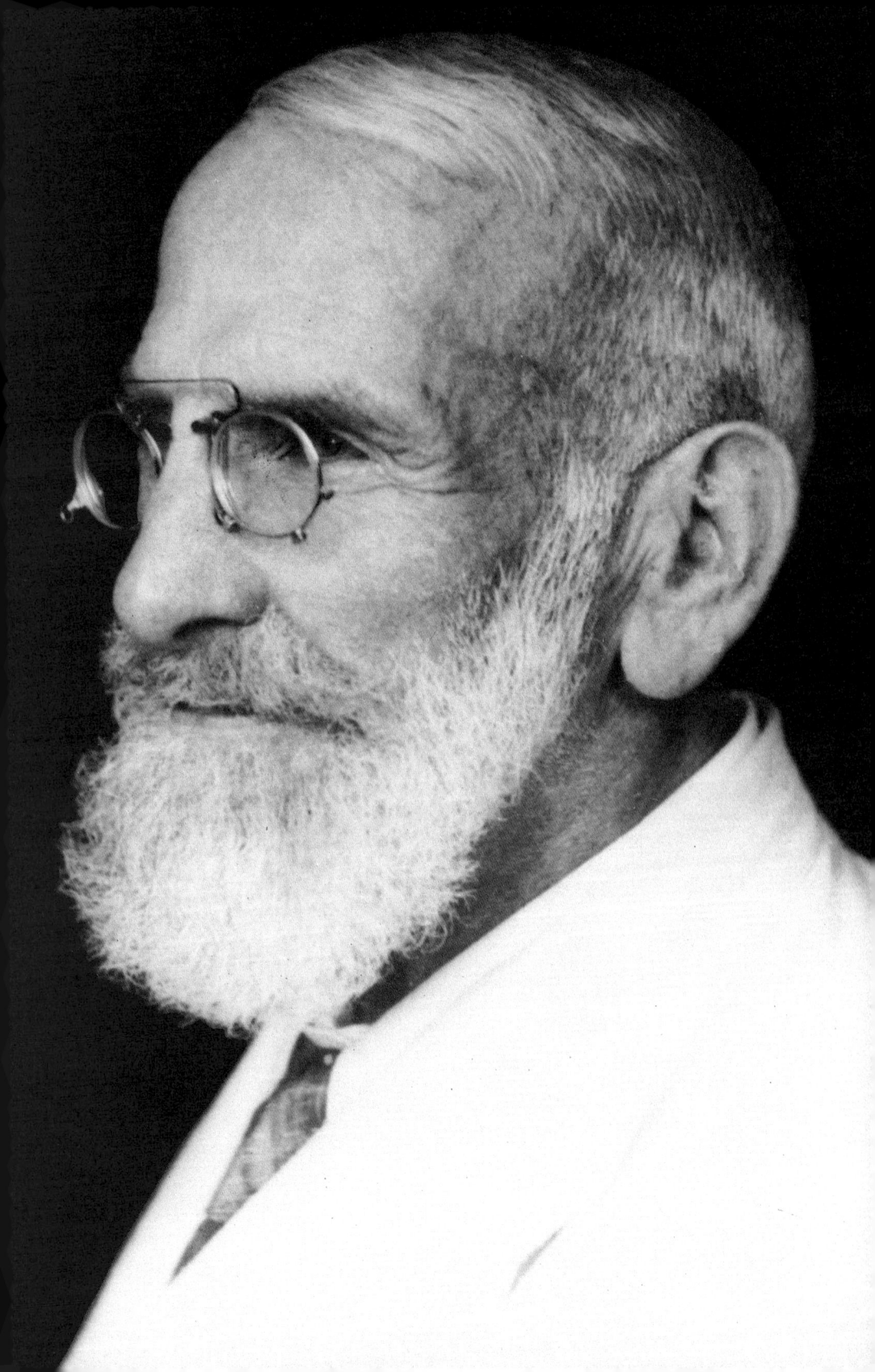

Die Ordnungsgesetze des Lebens

nach Dr. med. Max Bircher-Benner

Bircher-Benners Ordnungstherapie umfaßt neben den Ernährungsrichtlinien eine ganze Palette den Lebensstil regulierender Maßnahmen. Diese unterstützen und bedingen sich gegenseitig, weshalb sie am besten als therapeutische Einheit gemeinsam eingesetzt werden. Die Grundsätze der Ordnungstherapie beinhalten eine rohkostreiche, vollwertige vegetarische Diät, die mengenmäßig und qualitativ gut abgewogen sein muß. Hinzu kommen tägliche Bewegung an frischer Luft, Sonnenbäder, ein geregelter Tagesablauf und seelische Harmonisierung.

Dr. med. Max Bircher-Benner

Bircher (1867–1939)
wurde am 23. August
in Aarau geboren.
Nach dem Studium der
Medizin eröffnete er
1891 in Zürich eine
Allgemeinpraxis. Vier
Jahre später entdeckte
er die Heilwirkung
pflanzlicher Rohkost
und begann mit seiner
Forschungsarbeit im
Ernährungsbereich.
1897 gründete er die
Privatklinik Bircher-
Benner für Diätetik und
physikalische Heilme-
thoden und führte die
Ordnungstherapie ein.

Das mittlerweile fast schon zu einer Schweizer Nationalspeise gewordene Bircher-Müesli ist heute überall bekannt. Weit weniger bekannt ist hingegen die dahinterstehende Ernährungslehre des 1867 geborenen Zürcher Arztes und Ernährungsreformers Dr. Max Bircher-Benner: eine möglichst naturbelassene, rohkostreiche und mehrheitlich vegetarische Vollwertdiät. Max Bircher-Benner war – entgegen dem damaligen Zeitgeist – ein überzeugter Verfechter der Rohkost und der naturbelassenen Ernährung. Darüber hinaus verstand er eine Krankheit nicht als Folge einer einzigen Ursache, sondern als Störung des gesamten Organismus im körperlichen und im seelischen Bereich.

Bei der Behandlung seiner Patienten verfolgte er das Ziel, die gestörte innere Harmonie und das Verhältnis des Patienten zur Natur und zu seinem sozialen Umfeld durch regulativ wirkende Heilimpulse in ein natürliches Gleichgewicht zu bringen. Er war der Auffassung, daß die Ursache und der tiefere Sinn einer Krankheit vom Patienten verstanden und in den Heilungsprozeß integriert werden müssen.

Dieser oftmals mühsame und schwierige Weg der Heilung aus eigener Kraft verlangt vom Patienten Geduld und Eigeninitiative. Er bietet aber die Chance, nicht nur Symptome zu behandeln, sondern das Krankheitsgeschehen an der Wurzel zu packen.

Krankheit ist Unordnung. Ziel Bircher-Benners war es, bei Patienten eine Regulierung des Lebensstils einzuleiten und zu unterstützen, um die «Lebensordnung» wiederherzustellen und der Chronifizierung von Krankheiten vorzubeugen. Aus dieser Erkenntnis heraus erarbeitete er neun Ordnungsgesetze, die er 1937 in der «Ordnungstherapie» verankerte.

Das Ordnungsgesetz der Nahrungsenergie

Pflanzliche Rohkost ist anderen Nahrungsmitteln
vorzuziehen.

In rohen Nahrungsmitteln sind hochwertige Heilpotentiale enthalten.
Nahrungsmittel dürfen deshalb weder durch Erhitzung, Gärung, Tief-
kühlung, Bestrahlung noch durch sonst einen physikalischen oder
chemischen Prozeß verändert werden. Das Heil- und Präventions-
potential pflanzlicher Rohkost ist heute aufgrund praktischer Erfahrungen bestätigt. Die moderne Ernährungsphysiologie erklärt die
Wirkungsweise der Rohkost durch die hohen Konzentrationen an
Vitaminen, Antioxidantien, Mineralstoffen, Spurenelementen und
Faserstoffen, die oft durch Konservierungsvorgänge im Rahmen der
industriellen Verarbeitungsprozesse reduziert werden oder gar verlorengehen.

Das Gesetz vom natürlichen Gleichgewicht der Ernährung

Der Mensch muß ein wohlabgewogenes Gesamtverhältnis
aller Nährstoffe zu sich nehmen.

Bei Mißachtung einer ausgeglichenen Nahrungsmittelzusammen-
setzung, zum Beispiel beim Konsum von hohen Eiweißmengen,
raffiniertem Zucker, poliertem Reis oder Weißmehlprodukten usw.,
wird das natürliche Gleichgewicht der Nahrungsmittel gestört.

Das Ökonomiegesetz der Ernährung

Dem Körper soll nur die Nahrung zugeführt werden,
die er wirklich benötigt.

Überschüssige Nahrungszufuhr mindert die Leistungsfähigkeit und
die Gesundheit. Wohlgeordnete Nahrung deckt den Bedarf mit relativ
kleinen Nahrungsmengen, reizt in keiner Weise zur Mehrzufuhr und
erfordert ein Minimum an Verdauungsarbeit. Verdauungs- und
Stoffwechselarbeit vollziehen sich dann am besten, wenn grundsätzlich nur eine Vollmahlzeit und daneben nicht mehr als zwei kleine
Nebenmahlzeiten eingenommen werden.

Das Gesetz über den Gebrauch des Mundes

Der Mund hat als Pforte der Nahrungsmittelaufnahme mit seinen drei Organen – dem Gebiß, den Speicheldrüsen und dem Gaumen – eine wichtige Aufgabe zu erfüllen.

Der Mund soll die Nahrung für die Verdauung vorbereiten, sie fein zerkleinern, mit den Fermenten des Speichels vermischen und durch die Geschmackszellen von ihrer Zusammensetzung Kenntnis nehmen.

Das Gesetz des Hautorgans

Der Organismus braucht ein genügendes Maß an Besonnung.

Die wohldosierte, individuell bemessene Bestrahlung des Körpers mit Sonnenlicht steigert die körpereigenen Abwehrkräfte. Ungenügende oder übermäßige Sonnenbestrahlung kann zu gesundheitlichen Schäden führen. Wurde der Körper zu Beginn dieses Jahrhunderts oftmals der Sonne zu wenig ausgesetzt, steht heute übermäßiges Sonnenbaden infolge veränderter Lebensgewohnheiten als Problem im Vordergrund.

Das Ordnungsgesetz der Atmung

Der Organismus soll durch die Lunge reine, sauerstoffreiche und durchsonnte Luft aufnehmen. Die Atmung soll voll und harmonisch erfolgen.

Die physiologische Aufgabe der Atmung besteht im Gasaustausch, wobei der Organismus Sauerstoff aufnimmt und Kohlendioxid abgibt. Diesem Ordnungsgesetz kommt insofern eine Schlüsselstellung zu, als die Atmung, ähnlich wie die Funktion des Mundes, zugleich unwillkürlich und dennoch der bewußten Beeinflussung zugänglich ist.

Das Ordnungsgesetz der Beziehung zur Schwerkraft

Die wohlbemessene, regelmäßige und harmonische Bewegung des gesamten Körpers dient der Überwindung der Schwerkraft.

Als Training des Bewegungsapparates (Muskulatur, Skelett, Gelenke und motorisches Nervensystem) bewähren sich regelmäßige körperliche Betätigungen wie Gehen, Wandern, Schwimmen, Rudern oder Gymnastik sowie regelmäßige körperliche Arbeit. Dieses Ordnungsgesetz erfordert einmal täglich intensive Bewegung, die zur vollen Durchwärmung des ganzen Körpers führen muß.

Das Ordnungsgesetz der Beziehung zu den Umweltrhythmen

Der Einklang des menschlichen Lebens mit den kosmischen Rhythmen macht Kräfte frei. Dabei werden die inneren Funktionen durch die Außenfaktoren verstärkt.

Die äußeren Faktoren stehen im Wechsel von Tag und Nacht, aber auch von Sommer und Winter. Je mehr die Rhythmen, die im Organismus verankert sind (jene von Schlaf und Wachen, Arbeit und Ruhe, die Rhythmen der Leber- und Herztätigkeit, der Atmung, der Temperatur, der Ausscheidung, der Verdauung sowie die Arbeit der Drüsen und des vegetativen Nervensystems), mit den kosmischen Rhythmen der Außenwelt synchronisiert werden, desto mehr wachsen Vitalität und Kampfkraft des Organismus. Die meisten Menschen verstoßen gegen diese Regel. Dies ist einer der Gründe, weshalb Störungen wie Nervosität, Schlafprobleme oder chronische Müdigkeit heute so verbreitet sind.

Das Ordnungsgesetz des Seelenlebens

Der Mensch muß positiven und harmonischen Eindrücken ausgesetzt sein.

Es gibt keine Krankheit, die nur den Körper erfaßt. Körper und Seele erkranken gemeinsam. Aus diesem Grund muss sowohl der Körper als auch die Seele geheilt werden.

S. 14   Kamillenblüten, Bildagentur Baumann, Würenlingen

S. 16   Hildegard von Bingen, 1098–1179, aus: Ellen Breindl, «Gesund und schmackhaft kochen mit der Heiligen Hildegard», S. 30, Weltbild Verlag, Augsburg

S. 17   Alchemie-Labor des Francesco dei Medici, aus: Jürgen Saupe, «Der Naturdoktor, Gesundheit aus Heilpflanzen», S. 10, Archiv für Kunst und Geschichte Berlin

S. 18   Gelber Enzian, aus: Gisela und Andreas Mihailesen, «Gegen jede Krankheit ist ein Kraut gewachsen», S. 161, Müller Rüschlikon Verlags AG, Cham

S. 19   Klatschmohn, Bildagentur Baumann, Würenlingen

S. 20   Bergkristall (Kieselsäure), aus: Carlo Maria Gramaccioli, «Die Mineralien der Alpen» (Band 1), S. 154, Ott Verlag, Thun

S. 21   Silberweide (Salix alba), aus: H. Edlin/M. Nimmo, «BLV Bildatlas der Bäume», S. 133, BLV Verlagsgesellschaft mbH, München

S. 27   Kräutersträuße zur Trocknung, aus: Bruno Vonarburg, «Natürlich gesund mit Heilpflanzen», S. 161, Bruno Vonarburg, Redaktion Naturheilkunde – Chrüteregge, Teufen

S. 46   Gesichtsdampfbad, aus: Petra Schürmann, «Das große Buch der Kosmetik und Körperpflege», S. 49, Jahreszeiten-Verlag, Hamburg

S. 49   Biene auf Hagebutten-Blüte, Bildagentur Baumann, Würenlingen

S. 50   Junge Frau beim Auftragen einer Gesichtsmaske, Bildagentur Baumann, Würenlingen

S. 55   Pfefferminzblätter, Bildagentur Baumann, Würenlingen

S. 56   Gesichtsguß, aus: Petra Schürmann, «Das grosse Buch der Kosmetik und Körperpflege», S. 26, Jahreszeiten-Verlag, Hamburg

S. 58   Hippokrates, der griechische Vater der Heilkunde, aus: Gernot von Hahn, Hans-Kaspar von Schönfels, «Wunderbares Wasser», S. 15, Interfoto Pressbild-Agentur, München

S. 60   Sebastian Kneipp, aus: Sebastian Kneipp, «Meine Wasser-Kur», F. Englisch Verlag, Wiesbaden

S. 61   Regennasses Gras, Bildagentur Baumann, Würenlingen

S. 63   Kneippsche Wasseranwendungen auf einer Postkarte des Jahres 1935, aus: Gernot von Hahn, Hans-Kaspar von Schönfels, «Wunderbares Wasser», S. 177, Kurdirektion Bad Wörishofen

S. 76   Lavendelbusch, Bildagentur Baumann, Würenlingen

S. 77   Rosen, Bildagentur Baumann, Würenlingen

S. 78   Fichtensprossen, aus: Bruno Vonarburg, «Natürlich gesund mit Heilpflanzen», S. 63, Bruno Vonarburg, Redaktion Naturheilkunde – Chrüteregge, Teufen

S. 85   Arnika, aus: Bruno Vonarburg, «Natürlich gesund mit Heilpflanzen», S. 24, Bruno Vonarburg, Redaktion Naturheilkunde – Chrüteregge, Teufen

S. 94   Kräuterpfarrer Künzle, aus: Künzle, «Das grosse Kräuter-Heilbuch», S. 2, Stiftung Kräuterpfarrer Joh. Künzle/Minusio

S. 77   Kohl, Bildagentur Baumann, Würenlingen

Stichwortverzeichnis

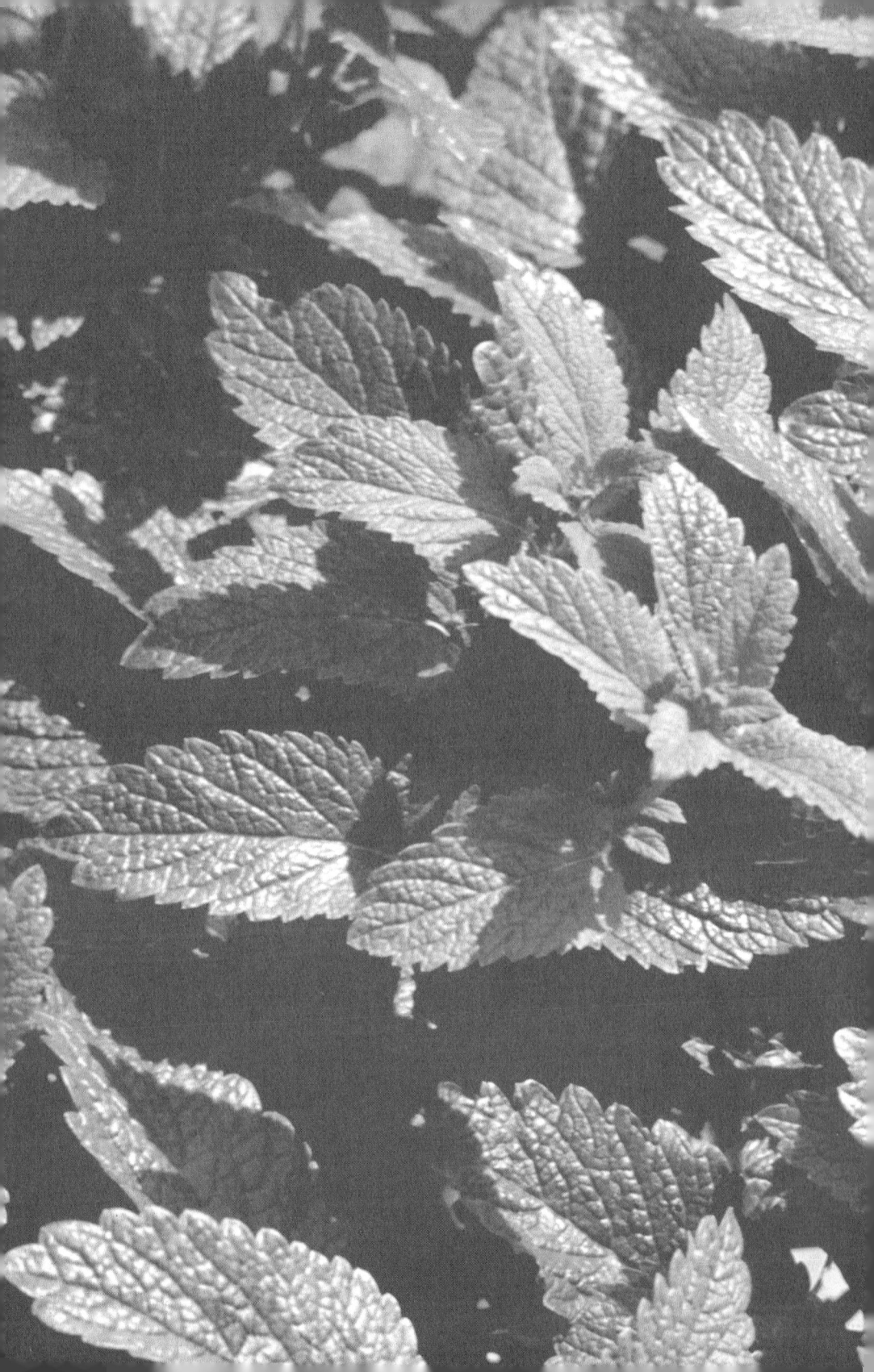